운동심리, 운동학습과 건강

오 주 훈 지음

에듀컨텐츠·휴피아
CH Educontents·Huepia

머 리 말

운동과 건강에 대한 국민의 관심이 높아지고 있는 것이 현실이라고 할 수 있다. 우리 인체는 자기 자신이 아끼고 잘 관리해야 건강할 수 있다는 것을 직시해야 한다. 스위스의 교육학자이자 사상가로서 고아들의 대부이고 어린이들의 교육에 있어 조건 없는 사랑을 실천한 유명한 페스탈로치는 강한 몸을 가진 사람이 아니고는 조국에 충실히 봉사하는 사람이 되기 어렵다라고 했다. 곧 건강해야 국가와 사회 가정에 봉사할 수 있다는 것이다.

건강의 소도(小道)란 자신의 건강관리로 자신의 몸을 아끼는 것이다. 자기를 아끼고 건강해야 세상의 이치와 도리를 깨우칠 수 있고 세상과 잘 어울려 살아갈 수 있다.

건강의 대도(大道)란 건강한 몸과 정신을 깨우친 이치와 도리를 굽힐 것이 없이 당당하게 세상을 사는 것을 말하는 것이다.

본서는 운동심리, 운동학습과 건강에 대한 지식과 기능을 학습할 수 있도록 서술하였으며 새로운 정보를 제시하고 있다. 운동심리, 스포츠심리, 운동학습, 운동과 건강, 건강운동심리, 성격, 자신감, 리더십, 운동기술, 운동처방, 운동과 체력, 운동건강과 수명 등에 관련된 전반적인 분야를 제시하였으므로 운동심리, 운동학습과 건강을 학습하는데 많은 도움이 되고 건강한 삶을 살아가는데 좋은 참고자료가 될 것으로 기대한다.

끝으로 이 책이 출판되기까지 물신양면으로 도움을 주신 여러 분들과 출판해주신 도서출판 에듀컨텐츠휴피아의 이상열 대표를 비롯한 임직원 여러분께 감사드립니다.

2024년 12월 1일
저자 **오주훈**

목 차

PART 01. 운동심리 ········· 9
Ⅰ. 운동의 심리적 효과와 메커니즘(기전) ········· 11
Ⅱ. 운동행동 이론 모형의 이해와 적용 ········· 18
Ⅲ. 운동실천 및 지속을 위한 중재전략 ········· 35

PART 02. 스포츠심리 ········· 43
Ⅰ. 성격과 스포츠 수행 ········· 45
Ⅱ. 스포츠 상황에서 동기의 영향 ········· 58
Ⅲ. 각성, 불안, 스트레스와 스포츠 수행 ········· 71
Ⅳ. 자신감, 주의집중과 스포츠 수행 ········· 86
Ⅴ. 수행향상을 위한 심리적 전략 ········· 97
Ⅵ. 리더십, 팀 응집력과 스포츠 수행 ········· 104
Ⅶ. 스포츠 참가를 통한 심리 발달 ········· 121

PART 03. 운동학습 ········· 123
- Ⅰ. 운동학습의 단계와 단계별 지도방법 ········· 125
- Ⅱ. 운동기술의 분류와 측정방법 ········· 137
- Ⅲ. 반응시간, 주의, 정확성의 원리 ········· 145
- Ⅳ. 학습 극대화를 위한 연습방법 ········· 159

PART 04. 운동과 건강 ········· 169
- Ⅰ. 운동과 처방 ········· 171
- Ⅱ. 운동과 체력 ········· 175
- Ⅲ. 운동과 노화 및 스트레스 ········· 188
- Ⅳ. 운동건강과 수명 ········· 196

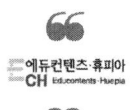

운동심리, 운동학습과 건강

PART 01. 운동심리

01

에듀컨텐츠·휴피아
Educontents·Huepia

Ⅰ. 운동의 심리적 효과와 메커니즘(기전)

1. 건강운동 심리학

1) 규칙적인 운동의 효과

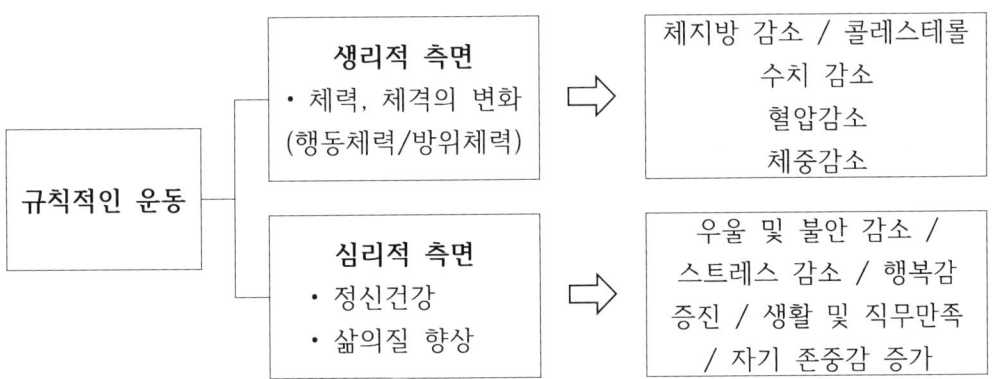

증가	감소
학업성적	결석률
자신감	음주
정서안정	분노
지능	불안
내적 통제력	혼란
기억력	우울
지각력	두통
자기조절	적대감
성적 만족감	정신병적 행동
행복감	긴장
작업효율	작업오류
	A형 행동

〈 운동이 정신건강에 주는 혜택과 운동의 심리적 유익 〉

(1) 운동의 심리적 효과

연구자	정서명	대상	기간	방법	결과
Pauly(1987)	불안	남녀 성인	14주	프로그램 참가	서서히 감소
McCullagh(1986)	우울증	종합	종합	메타분석	모든 연령에서 유의한 효과
McCama & Holmes(1988)	우울증	여성 43명	10주	에어로빅	유의 감소
Dyer & Crouch(1988)	기분	남녀 성인	6개월	활동성 운동 비활동성 운동 비교	모두 긍정적 기분 상승
Hilyer(1982)	자아 존중감	남녀 성인	20주	유산소 운동	자기개념 증가

(2) 삶의 질
  ① 정의 : 자신의 삶에 대한 평가적 반응
  ② 개인의 건강, 생활만족, 행복감 등 생활의 물질적 관심을 초월한 포괄적 개념 (시대 / 지역 / 가치관 / 관습에 따라 변화)
  ③ 심리사회적 사건과 건강운동에 의해 영향을 받는다.
  ④ 시대에 따른 변화 : 80년대 이전(의, 식, 주 해결) / 80년대 이후(문화적, 정신적 측면의 만족 추구)

2) 삶의 질과 운동과의 관계

▸ 신체적으로 활동적인 개인들은 보다 건강하고, 보다 체력이 강하며, 일에 대한 긍정적 태도를 보이며, 스트레스와 긴장에 대한 대처 능력이 강하다.

- 운동 프로그램에 침여히고 있는 대하생들은 비참가자에 비해 자신의 삶의 질이 높다고 지각한다.
- 신체 활동적인 노인과 성인들은 타인에 대한 의존성이 낮고 전반적인 신체적 건강성으로 인하여 삶의 만족도가 높다

3) 정신건강과 운동

(1) 정신 건강
① 정신건강의 개념 : 정신질환의 유무를 지칭하기 위한 정신 병리적 개념에서 출발
  - 의학적 개념 : 정신병이 없는 상태
  - 심리·교육학적 개념 : 개인적 / 사회적 적응 (긍정적인 심리적 특성)
② WHO(세계보건기구) : 신체적 질병 무, 정신적 / 사회적 안영상태 (너무 이상적 → 현실적으로 불가능)

(2) 운동에 따른 정신건강의 효과영역
① 성격 요인 : 자아개념, 자기 존중감
② 정서·감정 요인 : 불안, 우울, 스트레스, 기분상태 등
③ 인지과정 및 능력 요인 : 반응시간, 기억력, 추리력 등

4) 운동에 따른 정서 순화 효과의 이론적 메커니즘

(1) 주의 분리 가설 [Morgan, {1985})]
- 신체적 운동부하가 일시적으로 부정적 사고와 문제에 주의를 분리시키다.(명상, 책읽기, 사우나 등과 같은 스트레스 대처 효과)

(2) 스트레스 일반화 가설

▸ 운동부하에 의한 지속적인 스트레스 경험은 기본적인 교감신경(안정시 심박수)의 활성화를 감소시키며, 이러한 감소는 사회심리적 스트레스 상황에서도 일반화된다.

```
┌─────────────────────────┐
│     규칙적 운동 참여      │
└─────────────────────────┘
            ⇩
┌─────────────────────────────────┐
│ 생리적 스트레스(운동부하)에 대한 내성의 증가 │
└─────────────────────────────────┘
            ⇩
┌─────────────────────────────┐
│   일상생활의 스트레스 내성도 증가   │
└─────────────────────────────┘
```

▸ 일반인 혹은 체력이 약한 사람에 비해 지속적 운동 참가자는 스트레스에 대한 정서적 및 신경생리적 반응이 감소한다.

(3) 내분비 변화 가설

▸ 운동은 간뇌의 기능적 손상을 초래하는 아민(armin) 대사산물(카테콜라민 등)의 결핍을 방지하여 긍정적 감정 상태를 유도한다.

```
┌─────────────────────────────────────────────┐
│   운동 → 아민(armin)대사 산물 상승 → 우울증 호전   │
└─────────────────────────────────────────────┘
```

▸ 우울증 환자 : 뇌척수, 혈장, 소변 등에서 아민대사 산물 수준 저하

```
                    운동
                     ⇩
           유기체 생리적 스트레스 부가
                     ⇩
              신체 항상성 붕괴
                     ⇩
         항상성 유지를 위한 중추신경계 작용
                     ⇩
      내분비계 활성화 촉진 (카테콜라민 / β-엔돌핀)
            ⇩                    ⇩
   심장기능과 대사촉진          호흡리듬안정(환기조절)
    근육혈류 전달              전달 심혈과 활동 확장
    긍정적 정서 유발
                                   ⇩
                           일반적 스트레스 감소
                            운동 중 고통감 감소
```

(4) 상반-관정 이론
  ▸ 격렬한 운동 직후에 왜 기분 좋은 상태가 발생하는가를 설명하는 메커니즘 제공

▸ 기본가정 : 모든 동물의 두뇌는 조직체의 항상성을 유지시키기 위해 비조건화된 자극이나 강화에 의한 정서적 / 쾌락적 과정을 억누르거나 상반시키도록 구조화되어 있다.

부정적 강화에 의한 불쾌감	⇨	유쾌감의 과정 동반
긍정적 강화에 의한 유쾌감	⇨	불쾌감의 과정 동반

⇒ 기본 감정 상태로 회귀

특정 자극에 습관화된 유기체
(운동 지속참가자)

⇩

자극이 지속되는 동안 정서반응의 강도나 규모는 적음
(고통감 / 피로감 적음)

⇩

자극이 끝난 후 상반 과정적 정서 상태는 매우 크며 기본 상태로의 회귀시간이 길다.(긍정적 정서 반응 큼)

〈 자극 습관성과 강도에 따른 상반과정의 차이 〉

5) 운동과 인지적 건강

▸ 인지 : '앎'에 관계된 모든 정신적 과정의 본질을 의미
▸ 지각, 주의, 기억, 심상, 언어적 기능, 문제해결력 등

6) 운동에 따른 인지적 효과의 메커니즘

▸ 내장 구심성 피드백 가설

```
        주의집중 요구자극
              ⇩
         심혈관계 반응
   (자율신경계활성화 : 심박수 증가)
              ⇩
      억제 임펄스 뇌간으로 수송
              ⇩
     대뇌피질 활성 억제 (중추신경계)
```

II. 운동행동 이론 모형의 이해와 적용

▶ 규칙적인 운동
 - 심장계 질환의 감소
 - 심리적, 정신건강 측면
  (1) 불안, 우울감소
  (2) 자신감, 자기존중감, 인지기능 및 긍정적인 신체상 등을 향상시킨다.
▶ 유능감을 토대로 한 이론

1. 운동자신감 모형

▶ 자신감이란 "어떤 일을 달성하기 위해 요구되는 여러 행위를 조직하고 실행할 수 있는 자신의 능력에 대한 스스로의 믿음"
▶ 운동을 할 때 얼마나 노력을 많이 하는가 자신의 자신감에 대한 믿음의 영향을 받는다.
▶ 자신감은 방해물이나 역경에 부딪쳤을 때 발휘하는 인내심에도 영향을 준다.
▶ 자신감은 자신의 생각에도 영향을 미쳐, 수행을 방해하기도 하고 촉진시키기도 한다.
▶ 자기충족적 예언 : 피그말리온 효과

1) 스포츠 자신감

▶ 스포츠 자신감은 특성 스포츠 자신감과 상태 스포츠 자신감으로 구분할 수 있다.
▶ 특성 스포츠 자신감은 개인이 갖고 있는 객관적인 상황에 대한 자신감을 말한다.

‣ 상태 스포츠 자신감은 특수한 상황에서 개인이 갖게 되는 자신감을 말한다. (경쟁지향성을 포함)

2) 사회인지 이론에서 자신감

‣ 행동, 내적인 개인요인, 외적인 환경요인은 삼각 인과관계를 이루며 서로 영향을 주고받는다.

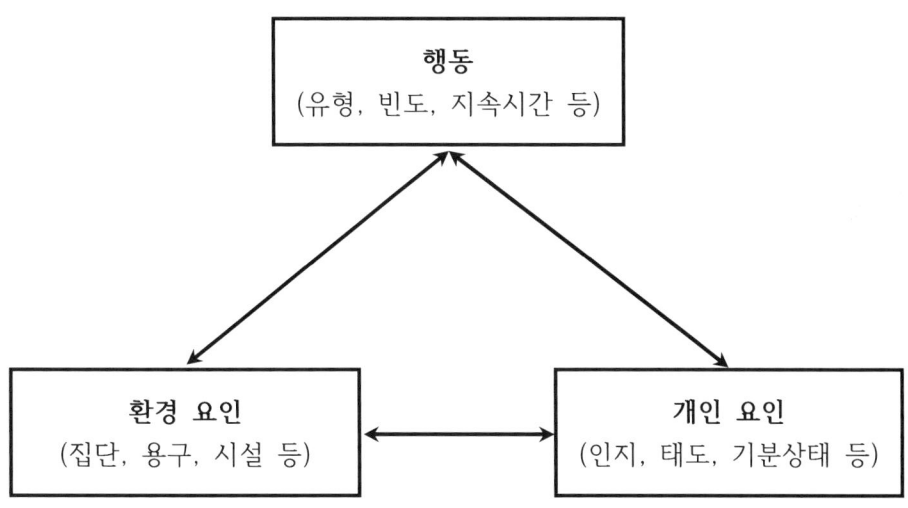

〈 사회인지 이론에서의 삼각 인과관계 〉

※ 시사점
(1) 자신감과 같은 인지가 행동에 영향을 미친다.
(2) 어떤 환자가 직접 행동을 해본 결과로 배울 수도 있다.
(3) 신념은 외적인 환경 요인의 영향을 받을 수 있다.

3) 자신감의 원천

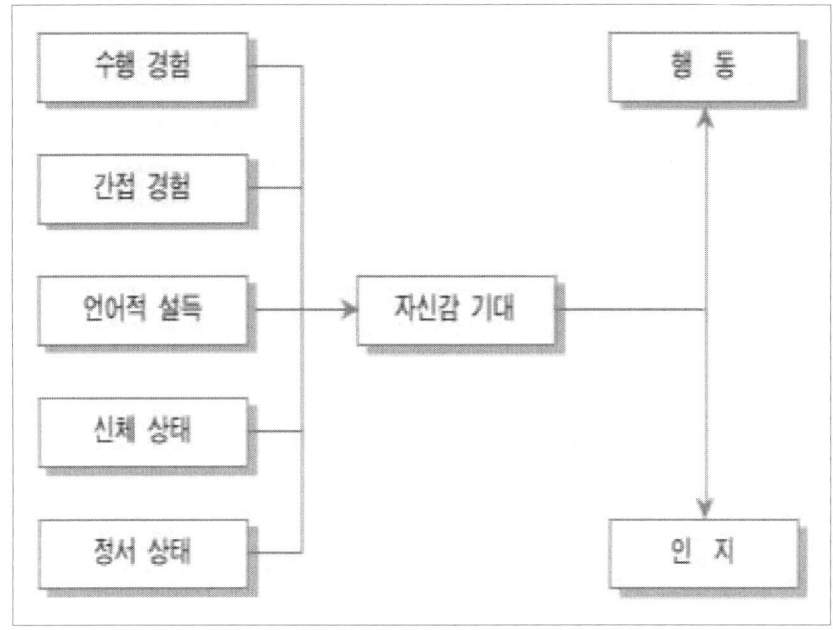

〈 자신감의 원천 〉

(1) 성취경험 : 어떤 과제를 성공적으로 수행한 경험
(2) 간접경험 : 자신의 개인능력, 재미, 이해 등의 기준으로 사용되는 다른 사람의 행동
(3) 언어적 설득 : 운동을 왜, 어떻게, 어디서 할 것인가에 대해 충분한 정보를 주는 행위
(4) 신체 상태 : 신체적 감각을 자신의 현 자신감 수준에 관한 신호를 보낸다.
(5) 정서 상태 : 정서적, 인지적 해석과정을 통해 자신감에 영향을 준다.

4) 자신감의 본질과 측정

▸ 결과기대 : 어떤 행동의 효과에 대한 믿음 (자신감과 관련이 있으면서 혼동되는 개념)

※ 자신감의 세차원
(1) 자신감의 수준 : 어떤 과제를 달성할 능력을 갖고 있다는 믿음
(2) 자신감의 강도 : 어떤 과제를 성공적으로 수행할 수 있다는 신념의 정도
(3) 자신감의 일반성 : 자신감에 대한 믿음이 다른 관련 과제로 전이되는 정도

※ McAuley와 Mihalko의 네 가지 범주
(1) 운동 자신감 : 운동의 강도를 점차 높여가면서 성공적으로 운동할 수 있는 능력에 대한 믿음
(2) 방해극복 자신감 : 운동을 방해하는 요인을 극복할 수 있는 능력을 갖고 있다는 믿음
(3) 운동계획 자신감 : 일일 또는 주간 계획에 운동을 포함시킬 수 있는 자신감
  - 질병예방 자신감 : 질병예방을 목적으로 운동 재활에 참여하는 사람들이 갖고 있는 자신감
  - 건강행동 자신감 : 건강 증진 행동을 할 수 있는 능력에 대한 믿음
(4) 행동통제 인식 : 운동을 하겠다는 결정을 스스로 얼마나 통제할 수 있는가에 대한 신념

5) 자신감과 운동행동

(1) 운동의 시작과 지속
▸ 운동의 시작 : 방해극복 자신감은 규칙적인 운동을 시작하는데 중요한 역할을 한다.

▸ 운동의 지속 : 무관심 → 종결단계(통합이론 단계적 변화 : 무관심 → 관심 → 준비 → 실천 → 유지 → 종결)로 갈수록 운동에 대한 방해요인을 극복한 자신감이 더 높아진다.

▸ 운동자신감 : 운동하는 습관을 유지하는 사람에게도 중요한 역할. 강도를 높여가면서 운동을 성공적으로 할 수 있는 능력에 대한 개인의 자신감(즉, 운동 자신감)은 운동빈도, 운동프로그램 지속 참가, 그리고 운동을 규칙적으로 하는 습관과 관계가 있는 것으로 나타났다.

(2) 운동에 대한 노력 : 운동 자신감이 높은 사람은 더 많은 노력을 할 것이라고 예상

(3) 운동과 자신감
▸ 성취경험은 자신감의 가장 중요한 원천이다.
▸ 자신감은 운동 의도, 운동 유지와 밀접한 관계가 있다.

6) 자신감과 심리상태

(1) 운동 의도
▸ 운동을 정해진 빈도와 지속시간에 따라 할 수 있다는 자신감이 강할수록 운동을 하겠다는 의도도 강해진다.
▸ 운동을 자신의 일과에 포함시키고 여러 방해(개인적, 사회적, 환경적 방해들)을 극복한다는 생각이 강할수록 운동을 하겠다는 의도가 강해진다.

(2) 기타 심리상태
▸ 자신감이 높은 사람은 우울감과 불안 수준이 낮다.
▸ 운동 자신감이 높은 사람은 운동을 한 후에 긍정적 정서는 높아지고, 부정적 정서는 낮아진다.
▸ 자신감이 높은 사람이 더 낙관적이다.
▸ 자신감은 자아 존중감과도 긍정적인 관계가 있다.

7) 자신감 기르기

[McAuley (1994)]
 운동을 할 수 있다는 능력에 대한 스스로의 믿음을 극대화시킬 수 있는 경험을 해보는 것이 매우 중요하다. 운동 지도자는 자신감을 기를 수 있도록 프로그램을 계획하고 발전시켜야 한다. 그렇지 않으면 운동 참가자는 운동에 대해 부정적인 생각을 갖고 흥미를 잃게 될 것이다. 반면에 자신감을 강하게 심어주면, 운동 참가자는 보다 즐겁게 운동하고, 자신의 신체에 대해 보다 긍정적으로 평가하고, 더 많은 노력을 더 오랫동안 지속하게 될 것이다.

자신감 원천	자신감 기르기 전략
성취경험	• 운동 :(1) 트레드밀의 속도, 경사, 지속시간 (2) 자전거 에르고미터의 저항과 지속시간 (3) 웨이트 트레이닝에서 부하, 반복횟수, 세트수를 점진적으로 높여가기 • 일상생활 : 직장, 학교갈 때, 심부름할 때 자동차 대신 걸어가기, 엘리베이터나 에스컬레이터 대신 계단 이용, 골프장에서 전동카트 대신 걷기
간접경험	• 나이, 신체특성, 능력이 비슷한 모델의 성공 장면을 담은 비디오테이프 보여주기 • 지도자나 전문가가 시범을 보여주기 • 다른 사람을 자주 관찰해 보도록 권유하기 • 참가자를 모델로 해서 점차적으로 도움을 줄여도 어려운 과제를 수행하는 모습을 보여주기 • 팀별로 또는 짝과 함께 협동활동 하기
언어적 설득	• 참가자에게 정보를 주거나 오리엔테이션을 해 주기 • 건강관련 비디오테이프나 멀티미디어 자료 제공하기 • 기사, 잡지, 책자, 팜플렛 제공하기 • "버디시스템"과 단체사교활동으로 사회적 지원망 갖추기 • 결석을 자주하는 사람에게 출석 권유 전화하기 • 운동과 건강 게시판이나 뉴스레터를 만들어 정보 제공하기
신체상태	• 심박수, 땀, 근육통, 체중변화, 피로 등을 정확하고 긍정적으로 해석하도록 지도하기

2. 건강신념모형

1) 구성요소

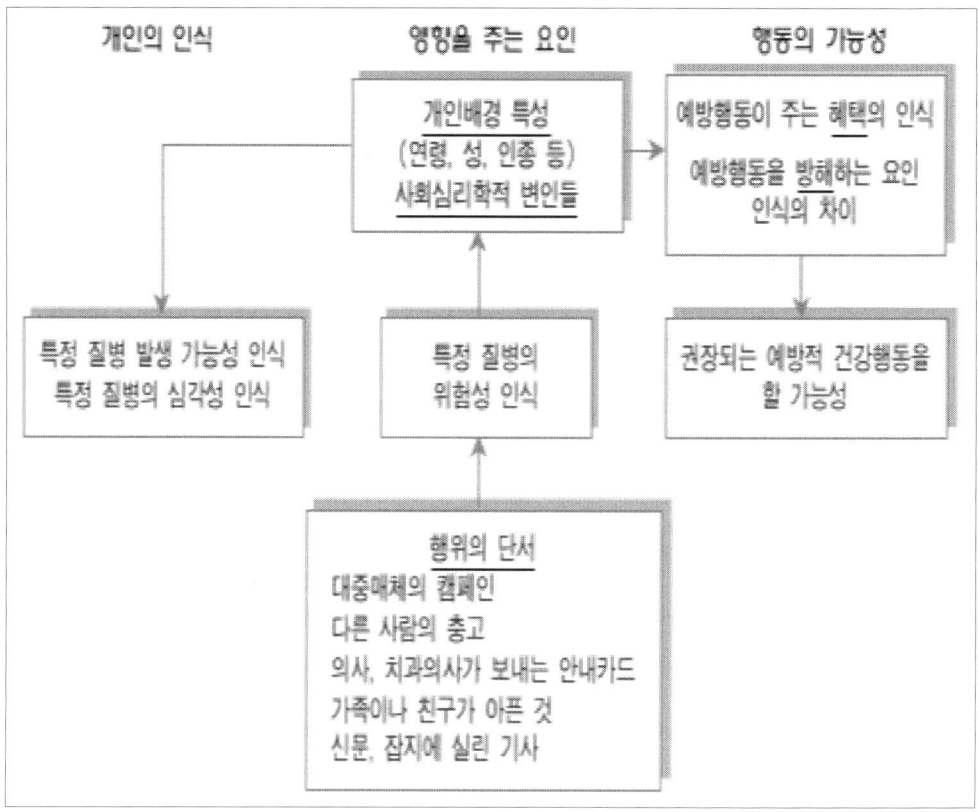

(1) 질병발생 가능성 인식 : 어떤 질병에 걸릴 가능성에 대한 개인적 견해
(2) 심각성인식 : 어떤 질병에 걸렸을 때 얼마나 심각한 문제가 생기는가에 대한 개인적인 견해
  ‣ 통증, 불편함, 사망, 장애 등과 같은 치료의 결과
  ‣ 가족, 친구, 주요타자 등이 겪는 어려움과 같은 사회적인 결과
  ‣ 일할 시간 손실, 금전적 부담 등의 직업에 미치는 결과

(3) 행동실천에 따른 혜택 인식 : 어떤 행동이 질병 위험이나 심각성을 낮추는 데 효과가 있을 것이라는 개인적인 견해
(4) 자신감 : 어떤 행위를 할 수 있다는 자신의 능력에 대한 자신감
(5) 행동실천의 방해인식 : 어떤 행동을 실천하는데 따르는 물리적, 심리적 방해요인에 대한 개인적인 견해
(6) 행위단서 : 마음가짐을 실천으로 옮기는데 필요한 전략

※ 건강신념 모형의 주요 구성요소의 개념, 응용, 사례

구성요소	개념	응용	사례
질병발생 가능성 인식	질병에 걸릴 가능성에 대한 개인적 견해	위험에 노출된 사람이 누구인지 확인한다. 개인의 특징, 행동을 토대로 개인별 위험도를 알아낸다. 너무 낮을 경우 질병 발생 가능성 인식 정도를 높인다.	나는 운동을 하지 않고 과체중이라 심폐계 질환에 걸릴 가능성이 높다
심각성인식	어떤 질병에 걸렸을 때 얼마나 심각한 문제가 생기는가에 대한 개인적인 견해	어떤 질병이 초래하는 위험성이나 결과를 제시한다.	심폐계 질환은 내 생명을 앗아갈 정도로 심각한 것이다.
혜택 인식	위험이나 심각성을 줄이기 위해 실천한 행동의 효과에 대한 개인의 견해	언제, 어디서, 어떻게 행동을 실천할 것인지 정한다. 예상되는 긍정적인 효과를 구체적으로 설명한다.	나는 주당 6일 30분씩 걷겠다. 운동을 생활화하면 더 건강해지고 심장병 발생 가능성이 줄어들 것이다.
방해 인식	행동을 실천하는데 따르는 물리적, 심리적 비용에 대한 개인적 견해	방해요인을 찾아내서 안심시키기, 인센티브 부여, 도움주기 등으로 방해요인을 줄인다.	운동을 생활화하면 내가 좋아하는 다른 일들을 할 시간이 줄어든다.
행위 단서	준비에서 실천으로 가기 위한 전략	실천방법에 관한 정보를 주고, 각성을 촉구하며, 잊지 않도록 도와준다.	운동 비디오, 잡지를 구입하고 운동을 잊지 않도록 냉장고에 메모를 붙여주겠다.
자신감	행동을 실천할 수 있는 능력에 대한 자신감	행동을 실천할 수 있도록 가르쳐주고 안내해준다.	처음에는 천천히 걷다가 운동빈도, 강도, 지속시간을 점차로 높여가겠다.

3. 방어동기이론

‣ 방어동기 이론은 위협이 되거나 스트레스를 주는 생활 사건으로부터 자신을 보호하겠다는 결정에 관한 것이다.

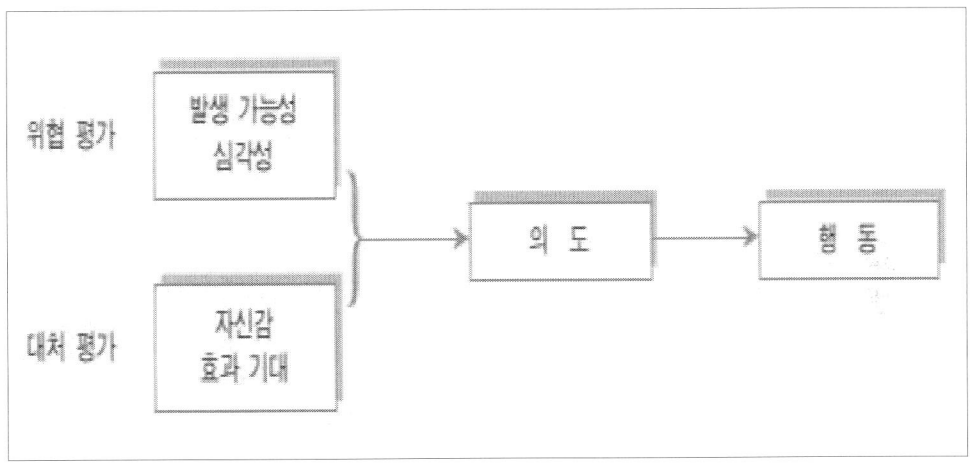

1) **위협평가** : 건강을 해치는 행동을 하는데 영향을 주는 요인에 대한 평가
   (1) 질병 가능성 인식 : 건강을 해치는 현재 행동을 계속할 때 특정 건강 위험에 노출될 가능성에 대한 개인의 평가
   (2) 심각성 인식 : 특정 질병이 얼마나 위험한가에 대한 개인적인 평가

2) **대처평가** : 권장되는데 예방 행동을 하는데 영향을 주는 요인에 대한 평가
   (1) 효과기대 : 권장 사항을 따르면 위험을 없앨 수 있다는 개인의 기대
   (2) 자신감 : 권장되는 대처 행동이나 전략을 실천할 수 있는 능력에 대한 스스로의 믿음

   ※ 예방 전략 : 운동의 효과에 대해서 그다지 크게 믿지 않고, 자신의 건강 위험도 크게 받아들이지 않음에도 불구하고 운동을 하겠다는 의도를 보이는 것

4. 건강신념이론과 방어동기이론의 제한점

▸ 건강신념 모형과 방어동기 이론이 인지적 요인만을 중시한다는 제한점이 있다.

5. 믿음과 태도이론

1) 합리적행동 이론과 계획된 행동이론
▸ 행동의 의도, 행동에 대한 태도, 주관적 규범, 행동통제 인식, 행동에 대한 신념과 같은 여러 심리적 개념이 행동에 영향을 미친다.
▸ 어떤 행동을 하는 것에 대한 개인의 기대, 그 행동에 부여하는 가치는 두 이론의 개념적 틀을 이용
▸ 두 이론은 모두 태도와 행동의 관계를 설명
▸ 인간은 자신의 행동과 그 결과를 미리 예상하고 합리적인 결정을 내릴 능력이 있다고 보는 측면에서 동일

2) 합리행동 이론
▸ 자기 스스로 결정한 행동을 설명할 목적으로 개발된 이론
(1) 가정 : 인간은 자신이 갖고 있는 정보와 자신의 행동이 어떤 영향을 가져올 것인가를 고려해서 현명하고 합리적인 방식으로 행동한다는 것을 전제한다.

(2) 3가지 개념

의도	• 어떤 행동을 하겠다는 의지와 그 행동을 위해서 투자하는 노력이 얼마나 될 것인가 • 어떤 행동에 대한 의도가 강할수록 그 행동할 가능성이 커진다. • 개인이 갖고 있는 행동에 대한 의도는 그 행동에 대한 태도와 그 행동을 해야 한다는 사회적 압력의 인식에 의해 영향을 받는다.
태도	• 어떤 행동에 대해 좋거나 나쁘게 평가하는 것 • 행동 신념 : 어떤 행동을 하면 얻어지는 결과와 그 결과에 대한 개인적인 평가
주관적 규범	• 어떤 행동을 할 것인지에 대해 개인이 느끼는 사회적 압력 • 규범 신념 : 주요타자나 집단의 기대에 대한 인식과 이들 주요타자의 기대에 부응해서 행동하려는 동기

※ 한계점
(1) 어떤 행동을 하고자 하는데 있어 주변에서 일어나는 일에 대해 어떻게 손쓸 방법이 거의 없을 때 개인이 통제하기 어려운 상황이 발생하였을 때 그 행동을 설명하기가 어렵다.
(2) 어떤 행동에 대한 태도와 주관적 규범에 따라 어떤 행동을 하고자 하는 동기가 높다 하더라도 자신이 통제할 수 없는 상황이 발생한다면
(3) 그 행동을 하고자 하는 동기가 높다 하더라도 행동을 하기 어려울 수도 있다.

3) 계획행동 이론
‣ 행동통제 인식이란 어떤 행동을 하기가 쉽거나 어려운 정도에 대한 인식정도를 말한다.
‣ 계획행동 이론에 행동통제 인식이라는 새로운 개념이 추가되었다.

‣ 행동통제 인식은 행동에 직접적인 영향을 주거나 의도를 통해 간접적으로 영향을 준다.
‣ 통제신념 : 어떤 행동을 실천하는데 필요한 자원과 기회의 존재 여부, 예상되는 방해요인 여부, 그리고 행동을 추진하거나 회피하게 만드는 요인을 통제할 수 있는 힘에 대한 개인적인 생각

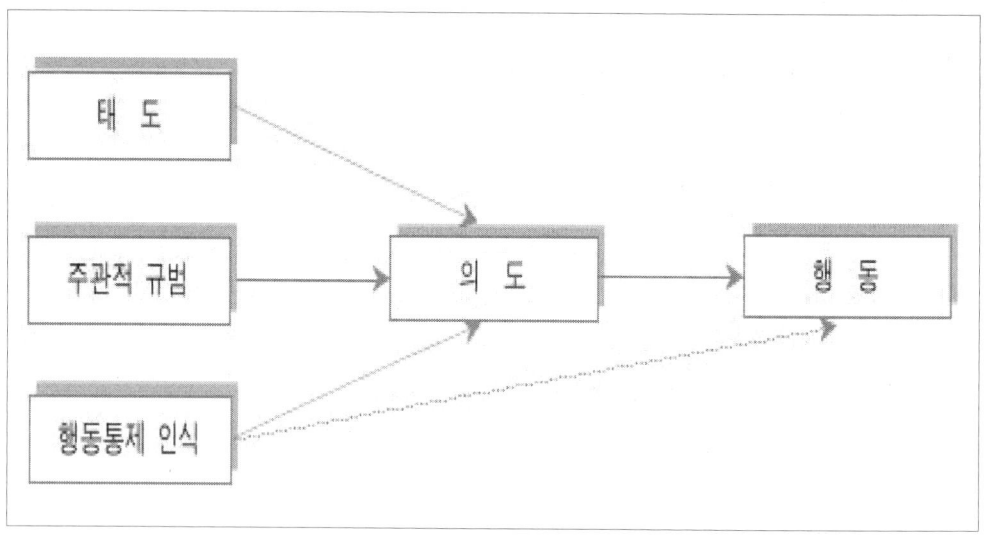

※ 합리행동 이론, 계획행동 이론의 제한점

(1) 성격변인(예 : 불안, 완벽주의), 개인배경 변인(예 : 연령, 성, 사회 경제적 지위), 과거 운동경험은 이들 이론에서 직접적으로 다루지 않고 있다.
(2) 행동통제 인식을 어떻게 정의하는가가 명확하지 않아 측정상 문제가 되고 있다.
(3) 합리행동 이론은 행동의도와 실제 행동사이의 시간간격이 갈수록 행동이 일어날 가능성이 낮아진다.
(4) 주관적 규범에 관한 것이다. 계획행동 이론에 포함된 태도와 행동통제 인식이라는 변인은 행동의도를 잘 예측하는 것으로 밝혀졌으나 주관적 규범은 대체로 예측력이 낮다.

※ 합리행동 이론, 계획행동 이론의 시사점
- 합리행동 이론과 계획행동 이론은 운동의 심리사회적 결정요인을 찾는데 도움이 된다. 따라서 이들 이론은 지역사회뿐만 아니라 개인차원의 운동 프로그램을 만드는데 도움을 줄 수 있다.
- [Blue ,(1995)] "운동에 대한 신념(생각)을 바꾸면 태도가 좋아지고, 태도가 좋아지면 의도도 달라진다. 선행연구의 결과를 보면 사람들은 운동에 대해 긍정적인 평가를 내릴 때 운동하겠다는 의도도 좋아진다. 긍정적인 체험을 할 수 있도록 운동 프로그램을 만든다면 운동에 대한 의도를 높일 수 있고, 이는 결국 운동 행동에 영향을 줄 것이다."
- 쉬운 운동을 즐겁게 할 수 있는 기회를 만들어 주고, 운동 강도와 지속시간, 빈도를 점차 높여간다면 행동에 대한 긍정적인 신념이 더 높아질 것이다. 행동통제에 대한 인식은 운동을 하겠다는 의도를 결정하는 중요한 요인이다.
- 신념에 기초한 운동 프로그램을 개설할 때 참여도가 더 높은지를 알아 볼 수 있겠고, 운동 프로그램을 시작해서 지속할 때 운동 행동에 대한 신념이 변하는가를 알아볼 수 있을 것이다.

6. 통합이론 모형

- 행동변화에 대한 통합적 이론 모형
- 언제, 어떻게 왜 사람들이 그들의 운동행동을 변화시키는 나를 이해
- 운동행동은 성공과 실패의 범주가 아니라 일련의 과정이다.
- 개인의 행동변화는 역동적인 일련의 단계와 과정을 거쳐 이루어진다.
- 통합이론 모형은 단계적 변화, 의사결정 균형, 변화과정, 자신감, 충동 등 5가지 개념으로 되어 있다.

1) 단계적 변화

▸변화 단계라는 개념의 세 가지 사항

첫째 : 특성과 상태의 중간지점에 속한다. 특성은 안정적이며 쉽게 변하지 않는 것, 상태는 쉽게 변하는 것으로 안정성이 부족한 것

둘째 : 안정적이면서 역동성을 띤다. 즉 상당 기간 지속되지만 변화가 가능한 것이다.

셋째 : 건강 행동을 추구할 때 사람들은 6단계를 거친다.

단계	의미 & 조작적 정의
무관심	6개월 이내에 운동을 시작하지 않겠다.
관심	6개월 이내에 운동을 시작하겠다.
준비	30일 이내에 운동을 시작하겠다.
실천	운동을 꾸준히 해 왔는데, 아직 6개월이 안된다.
유지	6개월 이상 운동을 꾸준히 해 왔다

(1) 무관심 단계 : 행동을 변화시킬 의도가 없는 단계
  - 무관심자 : 규칙적인 운동의 혜택을 믿지 않거나 운동을 하는 것에 가치를 느끼지 못하는 사람
  - 관심자 : 운동이 가치 있다고 믿고 있지만 실천을 하지 못하는 사람
(2) 관심 단계 : 6개월 이내에 행동을 변화시킨 의도가 있는 상태
(3) 준비 단계 : 1개월 이내에 행동을 변화시킬 의도가 있는 단계
(4) 실천 단계 : 새로운 행동을 적극적으로 실천하는 단계
(5) 유지 단계 : 행동 변화를 지속하는 단계
(6) 종결 단계 : 과거 행동으로 되돌아 갈 가능성이 없어진 단계

2) **의사결정 균형** : 어떤 행동의 잠재적 이익과 손실 사이의 균형

3) **변화과정** : 행동 변화의 과정에서 사람들이 겪는 행동, 인지, 정서

기존 용어	새로운 용어	설명
관심증대	정보수집	규칙적인 운동에 관한 정보 수집(운동에 따른 이익과 손실에 대해 배움
반대 조건화	행동의 대체	운동하지 않은 행동을 운동으로 바꾸기
효과의 공감	공감	운동에 따른 결과를 체험하고 느낌을 표시하기
환경 재평가	역할 모델되기	운동을 안 했을 때 친구, 가족 등에게 어떤 영향을 주는지 생각하고 평가하기
도움주기 관계	사회적지지 구하기	운동 의도를 높이기 위한 지지 구하기
자기 재평가	건강한 자아상 갖기	규칙적으로 운동하는 사람으로서의 자아상을 생각해 보기
사회적 해방	사회적 관습 이용하기	운동을 유도하는 정책, 관습 등을 이용하기 (예: 새해의 결심)
강화 관리	보상 받기	변화를 추구한 것에 대해 스스로 보상하거나 남으로부터 보상 받기
자극 조절	단서 활용	운동을 잊지 않고 할 수 있도록 단서 활용하기
자기 해방	전념하기	운동을 생활화겠다고 약속하기

4) **자신감** : 어떤 행동을 수행할 수 있는 개인의 능력에 대한 판단

5) **충동** : 어려운 상황에 처했을 때 어떤 행동을 하려는 욕구

※ 통합이론 모형의 장점과 단점

(1) 장점

첫째, 변화 단계를 이용하면 각 단계에 속한 개인의 다양한 요구에 맞도록 중재기법을 마련할 수 있다.

둘째, 변화 단계를 이용해서 운동을 하지 않은 사람을 무관심 단계, 관심 단계, 준비 단계로 구분한다는 점이다.

셋째, 연구 대상의 선정과 유지의 측면이다. 개인의 변화 준비도를 보면 건강한 라이프스타일을 얼마나 잘 유지할 수 있는가를 예측할 수 있다.

(2) 단점

첫째, 지금까지의 연구 결과 6개의 변화단계는 확고한 개념이라는 증거가 제시되지 못하고 있다.

둘째, 변화 과정과 단계적 변화의 관련성에 대해 분명한 결론을 내리지 못하고 있다.

셋째, 통합이론 모형은 예측을 하기보다는 주로 설명을 하는데 그치고 있다.

넷째, 통합이론 모형은 중재 변인(예: 성, 나이, 인종)의 영향을 반영하지 않는다.

마지막, 여러 이론(예: 자신감, 의사결정 균형)을 통합해서 이 모형을 만들었기 때문에 통합이론 모형 내에서 이들 이론이 잘 어울리지 못한다.

Ⅲ. 운동실천 및 지속을 위한 중재전략

1. 이론에 근거한 중재전략

1) 혜택인식

- 행동의 결과로 주어지는 이득에 대한 인식 → 행동실천에 중요한 영향 미침
- 운동 프로그램 설계 전문가: 고객의 추구하는 혜택 파악 필요

※ 운동실천의 혜택 범주
- 건강과 체력증진: 근력, 근지구력, 심폐지구력, 유연성 등 강화
- 외모와 체형 개선: 신체 이미지, 신체적 자기존중감 등을 높임
- 정신적·정서적 건강 향상: 긍정적 반응 증가
- 대인관계 개선: 운동 실천과정에서 새로운 사람과 교제

⇒ 개인의 상황과 특성에 맞는 혜택 정보 제공

2) 방해요인 극복

- 운동실천의 방해요인에 대한 인식 → 운동실천에 영향
- 방해요인: 개인이 운동하는 것을 막는 것들

(1) 실제 방해요인
- 편리성: 운동장소로의 접근 용이성, 운동시설 및 장비부족 등
- 환경적, 생태적 요인: 기후상태 등
- 신체적 제약: 부상, 질병, 피로 등

(2) 인식된 방해요인
- 시간부족: 극복방법
    a. 하루계획에 운동시간을 정하고 매일 같은 시간에 운동을 하는 것
    b. 운동시간을 방해하는 일들의 처리방법 배우기
    c. 운동을 사치가 아닌 우선적으로 해야 할 일로 만들기
- 지루함과 흥미부족
    a. 다양한 즐거운 형태의 활동에 참여하기
    b. 음악 맞춰 운동하기
    c. 단체로 운동하기
    d. 의욕적인 지도자와 함께 운동하기

3) 자기효능감 향상

▸ 과거 수행경험 : 과거에 유사한 상황에서 성공한 정도에 대한 인식
쉬운 과제 → 어려운 과제, 자신의 능력에 맞는 집단에 소속
▸ 시범 : 다른 사람이 하는 행동을 관찰하는 것
시범모델과 관찰자의 유사성 높음 → 자기효능감 영향력 극대화
▸ 언어적 설득 : 언어적, 비언어적 전략 통칭
긍정적 격려와 지지는 자기효능감 향상
▸ 신체와 감정 상태: 심박수, 땀, 통증과 피로감 → 정상적인 운동반응으로 이해시킨다.

2. 행동수정 전략

1) 의사결정 단서

▸ 의사결정 단서 : 행동의 실천 여부를 결정하는 과정을 시작하게 하는 자극
▸ 행동단서 : 실제 행동을 결정하는 단서
▸ 프롬프트 : 계획한 행동을 잊지 않고 실천하도록 기억을 떠올려주는 단서

※ Brownell et al. (1980)의 연구: 공공장소에서 계단사용 권장 포스터 게시
- 포스터 설치기간-계단이용한 사람 11.6%→18.3%
- 포스터 제거 한달 후-계단이용자 15.6%
- 포스터 제거 석달 후-계단이용자 11.9%

⇒ 다른 행동을 유도하는 단서를 제거→운동실천에 도움

2) 출석상황 게시

※ Mckinzie & Rushall (1974): 출석상황게시 → 출석률 향상
- 스포츠센터 수영프로그램 참가자의 출석, 지각, 하루운동량을 기록 게시
  → 결석률, 지각률이 현저하게 감소, 운동량은 크게 증가

3) 보상 제공

- 출석에 대한 보상 제공 → 출석행동이 강화

※ Epstein (1980): 5주간 조깅 프로그램 등록한 회원에게 2가지 보상제공
  (1) 출석사례 주당1달러 제공
  (2) 상품탈수 있는 복권 제공
     - 보상제공: 출석률 64%향상
     - 통제집단: 출석률 40%유지

4) 피드백 제공
- 피드백 제공: 운동 기능 향상과 동기 부여 측면에서 중요

※ Scherf & Franklin(1987): 심장재활 환자들을 위한 운동정보 기록 시스템 개발
- 참석자에게 매달기록과 운동에 대한 평가가 제시되어 있는 기록카드 제공
  → 운동 수행 목표 달성자에게 매달 보상 → 출석률, 지속률, 동기, 열의 향상

※ Martin et al.(1984): 전체적인 피드백보다 개별적인 피드백 제공이 효과적
- 개별 피드백 제공받은 사람이 참여율과 운동지속기간이 향상

3. 인지 전략

1) 목표설정

- ▸ 목표설정 원칙
    - 자신의 현재 건강수준을 측정
    - 구체적이고 측정가능하며 현실적이고 약간 어려운 목표를 설정
- ▸ 목표를 달성하기 위한 행동(목표 달성 전략)을 구체적으로 정함
- ▸ 장기 목표: 단기목표와 초단기 목표(중간점검)로 세분화

2) 의사결정 균형표

- ▸ 정의: 운동을 통해 얻게 되는 혜택과 발생하는 손실의 리스트를 비교
  운동의 혜택이 손실보다 많다고 생각→운동 결정

3) 운동일지

- ▸ 운동태도를 스스로 모니터링하고 운동진도에 따라 체력 향상 정도를 시각화
- ▸ 내용: 운동에 소요된 시간, 운동량, 강도, 주관적으로 인식한 강도 포함
- ※ Noland (1989): 18주간 운동일지 작성한 집단이 운동일지 작성하지 않은 통제집단에 비해 심폐지구력이 향상, 운동 참여 횟수도 많음

4) 운동계약

- ▸ 운동계약서 작성은 회원이 의사결정에 참여하는 과정이 포함
- ▸ 운동프로그램 작성할 때 회원의 의견을 반영한다면 운동지속실천의 가능성이 향상

5) 운동강도 모니터링
- 저강도에서 고강도 운동으로
- 운동강도를 스스로 인식하고 조절: 심박수, RPE

6) 내적 집중과 외적 집중
- 내적집중: 근육, 심장, 호흡 등 신체 내부로부터의 피드백 정보에 주의를 기울이는 것
- 외적집중: 주변 경관을 구경, 음악을 듣는 것처럼 외부환경에 주의

※ 운동지속실천: 외적집중 〉 내적집중
- 외적집중 참가자 운동지속 87% 내적집중 참가자 운동지속 37%(3개월)
- 외적집중 참가자 운동지속 67% 내적집중 참가자 운동지속 43%(6개월)

4. 내적동기 전략

1) 즐거움 체험
- 운동프로그램 지속실천 목표: 즐거움을 체험
- 방법 : 중간 강도의 운동
  운동 과정 자체에 집중
  운동 목표를 재미 그 자체에 둠

2) 몰입 상태
- 정의: 어떤 활동에 몰두할 때 일어나는 최적의 심리적 현상
- 운동의 수준이 높을수록 몰입을 경험할 확률이 높음
- 운동초보자도 자신의 기술수준과 과제의 난이도가 일치하면 몰입을 체험
- 몰입체험 촉진 조건
  - 운동에 대한 의욕

- 노력해서 달성 가능한 목표 세움
- 실수 잊고 지금 해야 할 동작에만 집중
- 체력에 대한 자신감
- 지금하고 있는 것을 즐기려 노력
- 지도자, 회원, 동반자와의 대화로 좋은 분위기 조성
- 목표성취에 대한 자신감
- 몸 컨디션과 동작의 느낌이 좋다고 스스로 다짐

5. 운동 중재전략 비교

중재전략	중점사항	방법
이론에 근거한 중재전략	혜택인식	- 건강과 체력증진 혜택 : 근력, 근지구력, 심폐지구력, 유연성 강화 - 외모와 체형개선 혜택 : 신체 이미지, 신체적 자기 존중감 등 - 정신적·정서적 건강 혜택 : 대인관계 개선
	방해요인극복	- 실제적 방해요인(편리성, 환경적, 신체적 방해요인) : 시간과 장소를 정해 실제 운동실천으로 극복 - 인식된 방해요인 : 시간부족, 지루함, 흥미부족 운동을 우선순위에 두고 다양하게 단체로 함께 운동
	자기효능감 향상	- 향상요소 : 과거 수행경험(성공인식), 간접경험(시범), 언어적 설득(칭찬, 격려), 신체와 감정상태(긍정적)
행동수정 전략	의사결정단서	- Brownell et al(1980) : 계단사용 권장 포스터 게시

		(의사결정단서 제공)→계단이용률 향상(운동실천율 향상)
	출석상황 게시	- Mckinzie & Rushall(1974) : 프로그램 참가자의 출석상황 게시→출석률 향상
	보상 제공	- Epstein(1980) : 프로그램참가자에게 보상 제공→보상없는 집단에 비해 보상 제공된 집단 출석률 향상
	피드백 제공	- 운동기능향상 : 운동기록과 평가카드 제시 - 동기부여 : 목표달성자에게 보상제공
인지전략	목표 설정	- 현실적이고 약간 어려운 목표 설정 - 장기목표와 함께 단기, 초단기 목표 설정
	의사결정 균형표	- 운동의 혜택과 손실의 리스트를 작성→혜택인식 증가하면 운동결정
	운동일지	- Noland(1989) : 운동일지 작성한 집단→심폐지구력 향상, 운동참여횟수 많음
	운동계약	- 운동프로그램 작성할 때 회원의 의견을 반영→운동지속실천의 가능성이 향상
	운동강도 모니터링	- 운동강도를 스스로 인식하고 조절
	내적집중과 외적집중	- 내·외적 집중→운동지속
내적동기 전략	즐거움 체험	- 즐거움 체험→운동지속 실천 가능
	몰입	- 몰입→강력한 동기 유발, 즐거운 운동 경험

6. 시사점

- 이론에 근거한 중재전략: 중재전력 설정할 때 좋은 기준
- 행동수정기법: 목표설정, 출석상황게시, 운동일지 기록, 의사결정 균형표, 피드백, 보상, 운동계약
- 운동이 주는 내적 즐거움의 가치 피드백: 운동의 내적 동기유발 효과가 강하다.

PART 02. 스포츠심리

02

에듀컨텐츠·휴피아
CH Educontents·Huepia

Ⅰ. 성격과 스포츠 수행

1. 성격

성격은 어떤 사람을 다른 사람과 구분되는 독특한 존재로 변별하여 주는 여러 특성들의 총합이다.

1) 성격의 정의
(1) 내적인 요소 : 성격의 내적인 요소에 초점을 맞추는 학자에 의하면 성격은 '한 인간이 선천적으로 가지는 정신적, 정서적, 사회적 특질의 동일체'라고 정의가 내려진다.
(2) 외적인 요소 : 성격의 외적인 요소에 초점을 맞추면 '사회 속에서 이루어지는 개인의 조직화된 행동패턴'이라고 할 수 있다.
(3) 개인차 : 개인차에 초점을 두고 성격의 정의를 내리면 '다른 사람과 구분할 수 있는 독특한 특성'이라고 할 수 있다.
(4) 안정성 : 안정성에 초점을 두고 성격의 정의를 내리면 '비교적 일관된 개인의 심리 사회적 특성'이라고 할 수 있다.

2) 성격의 특징
(1) 독특성 : 독특성이란 다른 사람들과는 구분되는 개인 고유의 특별한 성질과 특성
(2) 안정성과 일관성 : 안정성과 일관성은 시간이나 상황의 변화에 따라 달라지지 않는 행동특성을 말한다.
(3) 내용 : 어떤 상황에서 개인들 간에 반응방식이 서로 다른 것은 내용 content 때문이다.

3) 성격의 구조

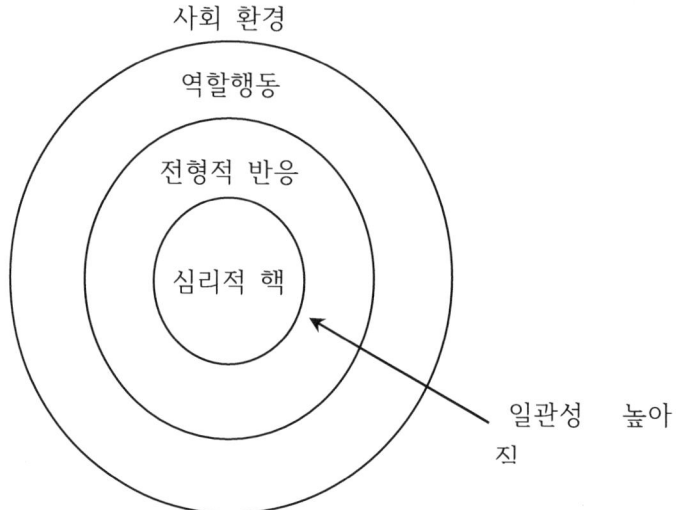

(1) 심리적인 핵(psyscological core) : 성격의 가장 기본적인 단계로 인간 본래의 내면적이고 순수한 측면을 나타내는 것으로 내부 지향적이며 상황의 변화에 민감하지 않은 개인의 속성과 가치관, 적성, 동기 등이 포함된다. 성격의 구조상 심리적인 핵을 알기가 가장 어렵고 성격의 구조 중에서 가장 안정된 부분으로 장기간 일관성을 유지한다.

(2) 전형적인 반응(typical responses)은 환경에 적응하는 방법을 의미한다. 즉, 주변 세계에 반응하는 방법을 의미하는 것으로 전형적인 반응은 심리적인 핵의 지표가 될 수 있다. 가시적인 행위 또는 변덕스러운 행위를 하지 않고 있다면 전형적인 반응은 그 사람의 심리적인 핵과 동일하다고 할 수 있다.

(3) 역할행동(role-related behavior) : 사회적인 역할에 따른 개인의 일정한 행동을 의미한다. 자신의 주어진 여건과 환경 변화에 따라 달라지는 행동으로 가장 변화하기 쉬운 성격의 측면이다.

2 성격이론

※ 특성이론
‣ 개인들의 공통적인 성격을 찾아서 성격을 분류한 이론.

1) 유형론

(1) Hippocrates : 인간의 성격특성을 체액론을 통하여 설명하였는데 성격의 유형을 다혈질, 점액질, 흑담즙질, 담즙질로 분류하였다.

(2) Kretchemer : 인간의 성격특성을 체격론을 통하여 설명하였다. 성격의 유형을 세장형, 비만형, 근육형으로 분류하였다.

(3) Sheldon : 인간의 성격특성을 체격론을 통하여 설명하였다. 성격의 유형을 내장긴장형, 신체긴장형, 대뇌긴장형으로 분류하였다.

2) 특질론

‣ 기질, 동기, 적응, 능력 및 가치를 포함하여 성격의 다양한 측면과 관계가 있는 것으로 다른 사람과 비교적 영속적으로 구분해 줄 수 있는 심리적인 경향성.

(1) Allport : 미국 하버드 대학에서 처음으로 성격에 관한 강의를 한 학자로 인간을 설명할 수 있는 17,953개 정도의 형용사를 분석하여 성격을 공통된 특질과 개별적인 특질로 구분하였고, 30년 후에 성격과 관련된 4,000개의 특성단어집을 만들었다.

(2) Cattle : Allport의 형용사중에서 비슷한 의미의 단어를 정리하여 200개의 성격특성을 찾아내었고 최종적인 요인 분석을 통해 16개의 성격요인을 선정하여 행동을 설명하려고 했다. Cattell은 16개의 성격요인을 측정하기 위한 질문지를 만들었으며, 이를 Cattell의 16PF(16 personality factor

questionnaire)라고 한다.
(3) Eysenck : 가장 기본적인 성격특질(super traits)을 외향성과 신경증적 경향성 그리고 정신병적 경향성으로 구분하였다. 외향성은 개인의 각성수준을 평가해주는 차원으로 조건반사 형성과 관련이 되는 것이며, 신경증적 경향성은 정서적으로 예민하고 불안정하여 사소한 일에도 지나치게 근심걱정을 하는 것이고 정신병적 경향성은 공격성, 충동성, 정서적으로 냉담 및 반사회성 등과 관계있는 차원이다.

※ 과정이론
▸ 성격이 어떻게 형성되고 형성된 성격이 어떤 의미를 갖는지를 설명하는 데 초점을 두고 있는 이론이다.

1) 정신분석이론
▸ 인간의 무의식적 동기와 내면적인 힘, 그리고 그 힘들 간의 갈등 강조.
▸ 대표학자 : Sigmund Freud
Freud에 의하면 성격은 원초아(id), 자아(ego), 초자아(super ego)의 세가지로 구성되어 있으며 이들은 한 개인을 통제하기 위해서 서로 경쟁하는 분리된 힘처럼 보일 수 있으나 사실상 서로 밀접하게 상호작용을 하는 통합된 자체의 일부분들이다.

▸ 원초아(id) : 성이나 공격성과 같은 본능적인 충동으로 구성되어 있는 성격 형성의 에너지라고 하였으며, 이 에너지는 주로 불편함이나 긴장을 일으키는 발달에 의해서 움직여진다고 하였다. 따라서 원초아는 도덕적 가치는 없으며 쾌락원리(pleasure principle)에 의해서 지배된다고 한다.

▸ 자아(ego) : 보고, 듣고, 만지는 것을 통해서 외부세계를 배우고 원초아의 욕구를 만족시킬 수 있는 실제의 대상을 찾는 것이 중요한 과제이다. 자아는 원초아와는 달리 통제되는 것이고 현실적이며 논리적이다. 따라서 자아

와 원초아로만 구성되어 있는 성격은 완전히 이기적이어서 비사회적인 행동을 하게 되는 것이다.

- 초자아(super ego) : 자아로부터 발달되고 부모 또는 사회와는 상호작용을 통해서 발달되는 도덕적 표준이나 사회적 이상을 말한다. 따라서 초자아는 원초아적인 충동을 차단시키고 현실적인 효율성보다는 도덕성을 추구하도록 자아에게 압력을 주어 완전함을 추구하고 이상과 자기희생에 초점을 두는 것이다.

2) 행동주의 이론

- 성격을 결정하는 요인이 외부환경의 자극에서 비롯된다.
(1) Pavolv의 고전적 조건화 : 성격이 어린 시절의 경험에 의해서 결정
(2) Skinner의 조작적 조건화 : 성격은 어떤 행동 이후 주어지는 보상, 즉 강화의 내용에 따라 결정된다.
(3) Bandura의 사회학습이론 : 성격은 간접경험, 즉 관찰로 인하여서 결정된다.
- 행동주의 이론의 단점 : 개인차와 인지능력 및 유전적 성향을 무시했고, 인간을 지나치게 단순하게 취급하고 있으며, 강화와 외부적인 상황만을 너무 강조했고, 인간의 가치관이나 신념, 사랑, 슬픔 등의 정서에 관한 개념들을 설명할 수 없다는 등의 많은 단점을 지니고 있다.

3) 인본주의 이론

- 개인이 자기 자신과 세계를 어떻게 지각하고 해석하느냐에 따라서 성격이 형성된다.

(1) Rogers : 인간은 누구나 자신의 계속적인 성장에 관심을 두고 있음을 주장했으며 누구나 자신을 보호하고 유지하려고 하며, 자신의 능력 개발을 위해서 선천적인 경향을 훈련시키고 경험에 비추어서 가치평가를 한다고 하였다.

(2) Maslow : 인간은 근본적으로 선하며 존경받을만하고, 환경조건이 갖추어지면 자신의 잠재능력을 발휘할 수 있다고 주장을 하였다.

◆ Maslow의 욕구위계설
- 1단계 : 생리적 욕구단계 - 배고픔이나 목마름 또는 수면, 성, 배설 등이 포함된다.
- 2단계 : 안전 욕구단계 - 질서, 보호, 고통 회피 등과 같이 사회적인 안전보장이나 직업, 수입, 저축 등이 포함된다.
- 3단계 : 애정 욕구단계 - 타인과의 원만한 관계, 애정 등이 포함된다.
- 4단계 : 존경 욕구단계 - 자아존경, 자존심, 타인으로부터의 존경, 성취, 지위에 대한 욕구가 포함된다.
- 5단계 : 자아실현 욕구단계 - 자기만족이나 잠재능력의 실현에 관한 욕구가 포함된다.

3. 성격측정

1) **면접법** : 가장 보편화된 성격 측정법이고 면접자가 관찰자와 함께 하는 참여하고 관찰하는 방법으로 주로 임상, 교육, 산업심리학자 들이 개별적으로 성격을 파악하기 위해서 사용하고 있는 방법이다. 이 방법은 개인적 사고, 감정, 갈등, 공포 등을 조사하는 데 특히 효과적이다.

2) **통제된 관찰이나 실험방법** : 상담 심리학자들은 행동을 관찰하기 위해 자연 상황에서 행동을 관찰함으로써 성격문제에 대한 직접적인 이해를 하려고 한다. 통제된 관찰과 실험은 편견을 감소시키고 정확성을 증가시키나 사람들을 인위적으로 만들고 비현실적인 상황 속에서 행동하게 하는 단점이 있다.

3) 성격질문지법 : 자기보고식 검사(self-report inventory)라고도 하며 성격평가 방법으로 가장 많이 쓰이고 있는 객관적인 평가 방법이다. 객관적인 평가방법은 검사를 실시하는 사람이나 검사를 분석하는 사람 또는 장소에 관계없이 동일한 방법으로 채점이 가능하다. 그러므로 질문지법은 검사자의 편견이 거의 반영되지 않는 장점을 갖고 있다.

4) 투사법 : 개인의 무의식적인 감정과 충동의 세계를 밝히는데 사용되는 검사로 비교적 구조화되어 있지 않고 애매한 자극에 반응하도록 하는 방법이다. Rorschach는 무의식적인 사고와 감정을 밝혀내게 위해 체계적으로 잉크반점을 사용한 최초의 학자이다. 이 검사는 로르샤하 검사라고도 하며 오늘날까지 많이 사용되고 있으며, 특히 문장완성 검사와 인물화 검사가 자주 쓰이고 있다. 로르샤하 검사이외의 주요 투사법으로는 주제통각검사(Thematic aperception Test; TAT)가 있다. 이 검사는 모호한 그림이 있는 20장의 카드에서 만들어진 내용을 분석하여 다양한 심리적 역동관계를 분석하고 진단하며 해석한다.

4. 스포츠 성격

▶ **정의** : 스포츠 성격이란 스포츠 경기 상황에서 기술수행을 일관성 있고 공통성이 있으며 독특하게 수행을 하게 해주는 타고난 성향이다.

> 성격에 대해 스포츠 심리학자들이 규명하고자 하는 스포츠 성격문제는 주로 어떤 특정한 종목의 선수들의 성격은 비슷한가, 우수선수에게 나타나는 특별한 성격이 있는가, 성격 특성에 따라 스포츠 수행의 성패가 좌우되는가, 스포츠 참여는 성격을 변화시켜주는가 등이다.

(1) Ogivie(1968) : 운동수행과 관련하여 안정성, 투지력, 성실성, 자제력, 확신감, 낮은 긴장감, 신뢰성 및 의향성과 같은 성격특성을 제시하였다.
(2) Hardman(1973) : 스포츠 참여가 낮은 불안수준과 독립심과 관계가 있다.
(3) Morgan(1980) : 선수의 성격과 성공적인 스포츠 수행과는 관계가 있다.
 ① 긍정적인 견해 : 선수들은 비선수와 비교해서 독특한 성격을 지니고 있고 종목별로도 뚜렷하게 성격이 구별된다.
 ② 부정적인 견해 : 지금까지 제시된 많은 연구결과가 일관성이 없으며 연구방법에도 문제가 있었기 때문에 긍정적인 연구결과에 대해서 신뢰할 수 없다.
(4) Kroll과 Crenshaw(1970) : 미식축구와 레슬링 선수가 비슷한 성격을 보인다. 체조선수와 태권도 선수는 서로 다른 성격적 특성을 보인다.
(5) Cooper(1969) : 운동선수는 일반인에 비해서 자신감과 경쟁성과 사회성이 탁월한 것으로 나타났다.
(6) Hardman(1973) : 운동선수들이 일반인들보다 지적이다.
(7) Schurr(1977) : 팀 경기 선수들이 일반인들보다 외향적이고 의존적이며 추리력과 자기중심적인 성향이 낮은 것으로 나타났으며, 개인경기 선수들은 일반인들보다 의존적이었으나 불안수준이 낮게 나타났고 추리력 역시 낮게 나타났음을 제시하였다.
(8) Morgan의 정신건강모형(1979) : 지금까지의 여러 연구들을 기초로 우수선수의 심리적인 윤곽을 그린 모형을 제시했고 이 윤곽모형으로 우수선수를 80% 정도 정확하게 구별할 수 있다고 하였다. 우수선수들은 긴장, 우울, 분노, 피로, 혼동에서 평균이하의 점수를 보이고 활력에서는 평균이상의 점수를 보인다. 따라서 우수선수와 비우수선수는 성격특성에 차이가 있다는 것을 발표하였다. 따라서 우수선수와 비우수선수의 성격적 특성을 비교하여 우수선수가 될 가능성에 대한 예측을 할 수 있다고 하였다.

1) 운동선수와 일반인의 성격비교

준거집단	비교집단	성격특성
단체종목	개인종목	보다 불안하다, 보다 의존적이다, 덜 민감하고 추상적이다, 보다 외향적이다
단체종목	비선수	덜 추상적이다, 보다 외향적이다, 보다 의존적이다, 자아개념이 강하다
직접적 종목	평행적 종목	보다 의존적이다, 자아개념이 약하다
직접적 종목	비선수	덜 추상적이다, 보다 외향적이다, 보다 객관적이다, 보다 독립적이다
개인종목	비선수	덜 추상적이다, 덜 불안하다, 보다 독립적이다, 보다 객관적이다
평행적 종목	비선수	덜 추상적이다, 덜 불안하다, 덜 독립적이다, 자아개념이 강하다

2) **여자선수의 성격 특성** : 우수 여자선수는 일반 여성에 비하여 성취 지향적이고 독립적이고 정서적으로 안정되어 있으며 단호한 성격을 갖고 있다.

3) **우수선수와 빙산형 프로파일** : 성공적인 우수선수가 전체기준보다 활력을 제외한 신장, 우울, 분노, 피로, 혼란에서 낮은 점수를 가지며 이 모양이 빙산 형태를 보인다는 프로파일

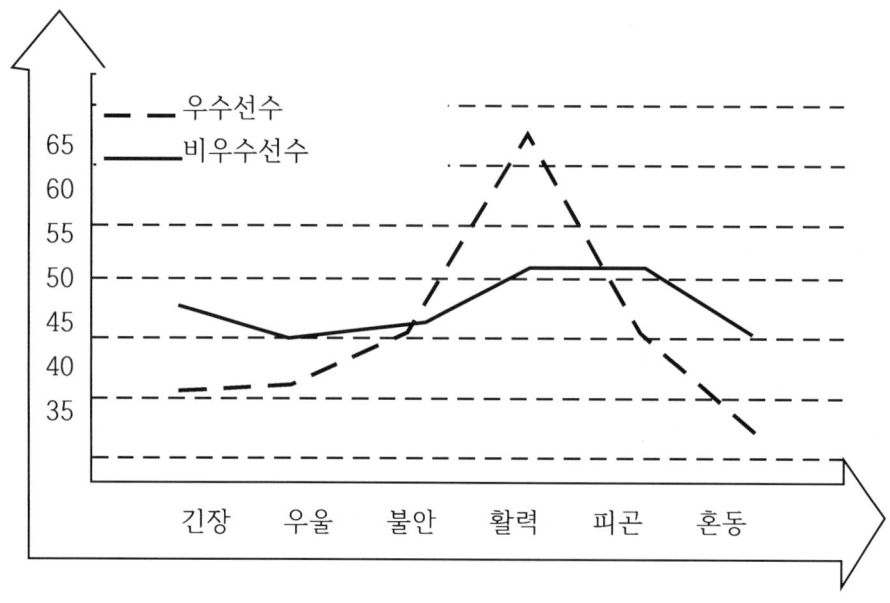

〈 빙산형 프로파일 〉

‣ 긍정적인 정신건강을 설명하는 빙산형 프로파일에서 성공적인 선수들은 높은 활력을 보이고, 부정적인 특성(긴장, 우울, 불안, 피곤, 혼동)에서 낮은 점수를 보였다. 선수들이 부정적인 심리요인을 느낀다는 것은 성공적인 선수와 비우수 선수간의 성격 요인이 다르다는 것을 설명해준다.

4) 규칙적인 운동과 성격 형성
(1) A형 행동 : 일처리를 항상 빠르고 완벽하며 모든 일을 경쟁적으로 성취하려는 행동성향
(2) B형 행동 : 행동이며 그 반대로 모든 일처리에서 여유를 보는 사람의 행동 유형

5) 자기의 구조
(1) 일차원적 관점
  ① 자기 존중감(자기가치) : 한 개인이 자신에 대해 긍정적으로 느끼는 정도를

반영하는 총체적이며 자기 평가적인 성격특성
② 평가 : 개인이 가지고 있는 긍정적 혹은 부정적 자기지각의 정도
③ 자기개념 : 자기존중감을 형성하기 위해 자기평가의 과정에서 사용하는 개인의 다양한 특성들

(2) 다차원적 관점

[K. R. Fox(2000, p.230)
 신체적 자기는 자기체계에서 독특한 위상을 가지고 있는데, 그 까닭은 신체가 외모, 특질, 능력 등을 통해 개인과 환경 간에 실질적으로 존재하는 공유영역을 제공하기 때문이다. 그것은(신체적 자기;역자주) 사회적 의사소통의 중요한 매개체로서 지위와 성을 표현하는데 사용되고 또한 총체적인 자기평가에 있어서 매우 중요하다. 신체적 자기가 생애 동안 총체적 자기존중감과 꽤 높은 상관관계를 지속적으로 보여준다는 사실은 그리 놀라울만한 것은 아니다. 이러한 사실은 신체적 외모, 신체 이미지, 스포츠 유능성, 지각된 체력, 신체적 건강과 같은 특수한 신체적 능력의 평가를 통해서 대체로 설명된다.

6) 운동과 자기존중감

(1) 운동은 자기존중감과 신체 이미지의 향상을 위해 활동될 수 있다. 그러나 효과가 나타나지 않는 연구도 적지 않다. 운동 프로그램 참여를 통해 자기존중감의 향상이 자동적으로 이루어지는 것은 아니라는 결론을 내릴 수 있다.
(2) 운동은 모든 연령층의 남성과 여성 모두에게 긍정적인 효과가 있지만 가장 큰 효과는 어린이와 중년층에게서 나타난다.
(3) 운동은 애초에 자기존중감이 낮은 사람에게서 가장 큰 효과를 보인다.

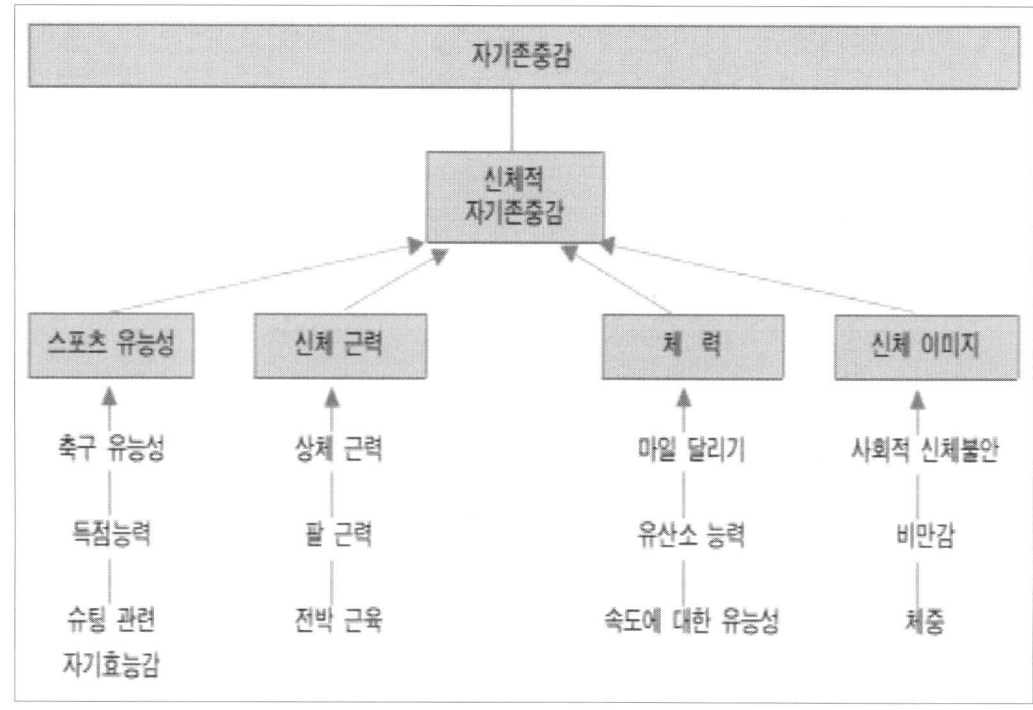

〈 자기존중감에 영향을 미치는 자기지각의 단계 〉

7) 우수선수의 인지적 전략

▸ 우수선수와 비우수선수간의 심리적 특성 중 큰 타이가 불안대처능력, 주의조절능력, 심리기술능력 등의 인지전략에서 차이가 있음을 말한다.

우수선수의 심리전략
‣ 경기 중 역경에 대처하는 구체적인 계획을 수립하고 연습한다. ‣ 경기 중과 경기 전에 예기치 못한 상황에 대처하는 일련의 전략을 연습한다. ‣ 당면한 수행에 완전히 집중을 하고 경기와 관련 없는 사건이나 생각은 배제한다. ‣ 경기 전에 정신연습을 한다. ‣ 경기 전에 상대선수에 대하여 걱정하지 않고 자신이 할 수 있는 일에 초점을 맞춘다. ‣ 자세한 경기계획을 갖고 있다. ‣ 각성과 불안을 조절하는 방법을 익힌다.

8) 스포츠 성격연구 요약

(1) "선수성격"은 존재하지 않는다.
(2) 우수선수는 긍정적인 정신건강, 긍정적인 자아개념, 바람직한 인지전략을 소유하고 있다.
(3) 스포츠 참가가 사회적으로 바람직한 성격특성을 발달시켜 주지는 않는다.
(4) 규칙적인 운동은 자아개념과 정서상태를 향상시킨다.

Ⅱ. 스포츠 상황에서 동기의 영향

1. 동기란?

‣ 동기(motivation)는 어떤 목표를 향해서 행동을 시작하거나 유지하게 하는 내면적인 과정이나 상태를 말한다. 즉 동기는 일반적으로 인간의 행동을 일으키고, 행동에 활력을 넣어주며, 행동을 계속할 수 있게 하고 행동을 그만둘 수도 있게 하는 힘이다.

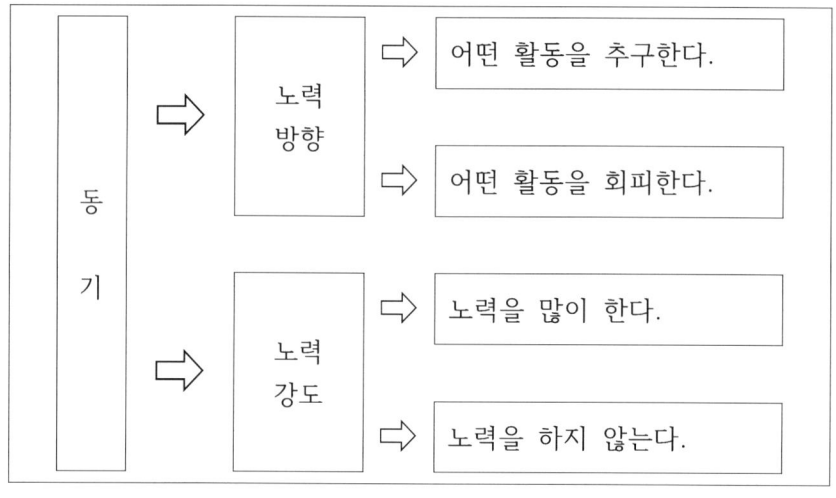

< 동기의 방향과 강도 >

2. 동기의 관점

1) 특성지향 관점 : 어떤 사람의 성격, 태도, 목표 등이 동기행동을 결정한다고 보는 관점

2) 상황지향 관점 : 동기가 주로 상황의 영향에 의해 결정된다고 보는 관점
3) 상호작용 관점 : 한 개인의 동기가 특성적 관점과 상황적 관점과의 상호작용 속에서 형성된다고 보는 관점

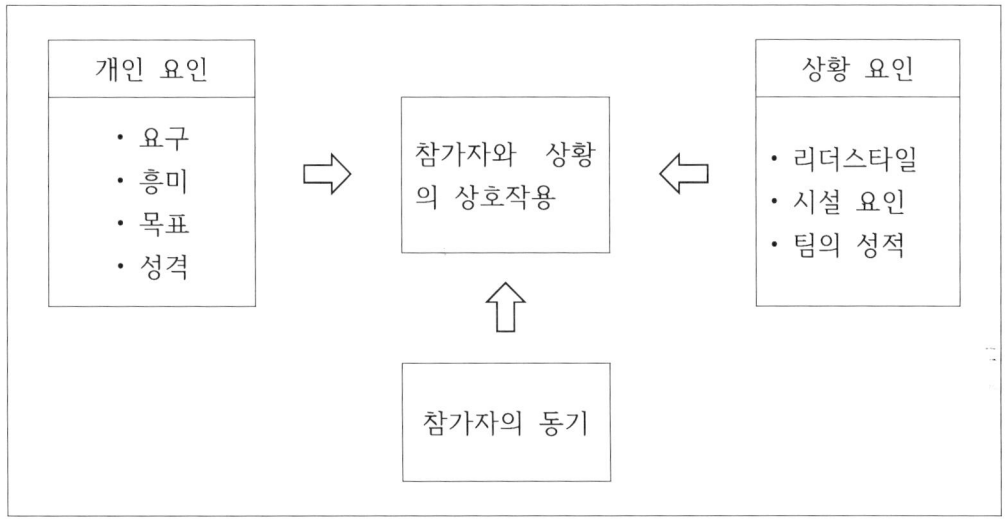

< 동기의 상호작용관점 >

3. 내적동기 이론

1) 인지평가 이론 (Deci와 Ryan(1985)

▸ 행동을 일으키거나 조절하는 외적 사건이 동기와 동기적으로 관련된 과정에 미치는 효과를 기술하는 이론

(1) 유능성 : 자신의 노력으로 환경이나 자신에게 바람직한 변화를 만들 수 있다는 일종의 자신감
(2) 자결성 : 노력의 주체, 즉 행동을 시작하고 그것을 조절하는 것이 나 자신이라는 감각

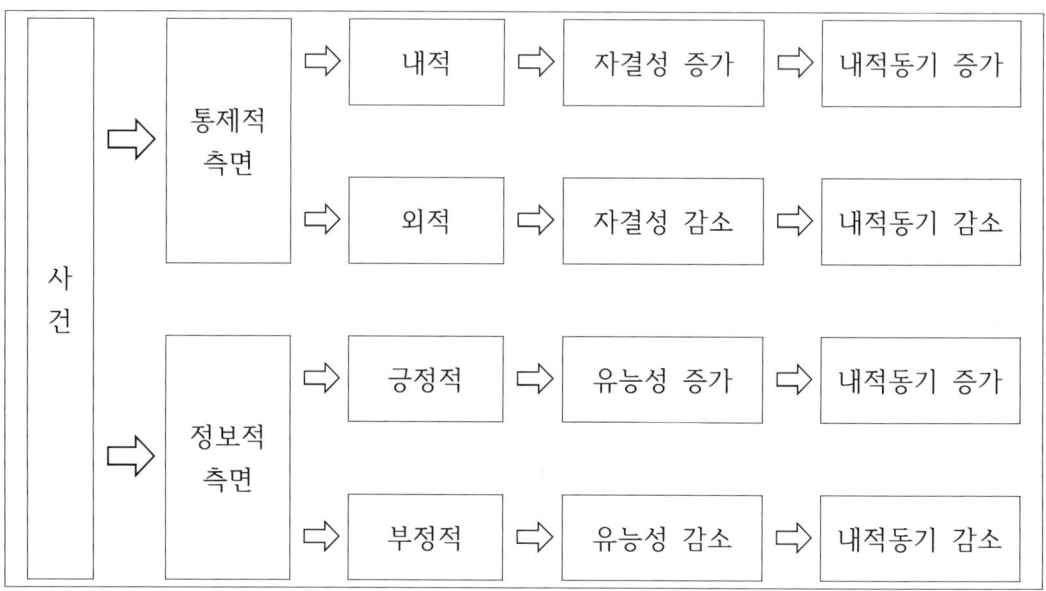

< 인지평가이론 >

2) 외적보상과 내적동기

- ▸ 보상의 의미에 따라 다양하게 해석
- ▸ 통제적 측면을 암시하는 보상은 궁극적으로 내적동기를 낮추는 결과를 초래한다. 내적동기를 높이기 위해서는 보상이 유능성에 관한 긍정적인 정보를 제시해주고 행동을 통제하는 메시지는 주지 말아야 한다.

※ 내적 동기를 높이려면?
(1) 성공경험을 갖게 한다.
(2) 언어적, 비언어적 칭찬을 자주 하자.
(3) 연습내용과 순서를 바꾼다.
(4) 목표설정과 의사결정에 참여한다.
(5) 실현가능한 목표를 설정한다.

4. 자결성 이론

▸ 보상의 의미
(1) 보상을 통해 유능감에 관한 정보를 얻는다. 예) 한 어린이가 시합을 잘 뛴 결과 특별한 대접을 받았다면, 자신이 운동을 잘한다는 사실을 확인
(2) 보상이 통제에 관한 정도를 준다. 예) 어린이가 시합에 나가도록 유도하기 위해 특별 대접을 받았다면 보상은 시합 출전을 강요하는 뇌물로 받아들여질 수 있다.

1) 동기의 원천

자결성

낮다							높다
무동기	외적 동기			내적 동기			
	외적 규제	의무감 규제	확인 규제	지식 습득	과제 달성	감각 체험	

< 외적 동기와 내적 동기의 연속성 >

(1) 외적 동기
  ① 외적 규제 : 외적 동기의 한 형태로 보상을 받거나 처벌을 피할 목적만으로 어떤 행동을 하는 것
  ② 의무감 규제 : 전적으로 외적이었던 규제가 불완전하지만 내적으로 바뀌는 것
  ③ 확인 규제 : 외적 동기의 한 형태로 활동 그 자체가 재미가 있어서가 아니라 개인적 목표달성에 중요하기 때문에 중요하기 때문에 그 활동을 선택하는 것

(2) 내적 동기
- ① 지식 습득 : 내적 동기로 어떤 활동에 대해 무엇인가 새로운 것을 배우는 것이 즐겁기 때문에 그 활동을 하는 것
- ② 과제 달성 : 성취를 위한 내적동기. 마라톤을 하기로 결정한 사람은 장거리 완주에 따른 만족감을 느끼고 싶어할 수도 있다.
- ③ 감각 체험 : 자극 추구 내적동기이다. 운동을 할 때 즐거운 감각 그 자체를 맛보기 위한 동기이다.

2) 내적 동기와 외적 동기의 결정요인

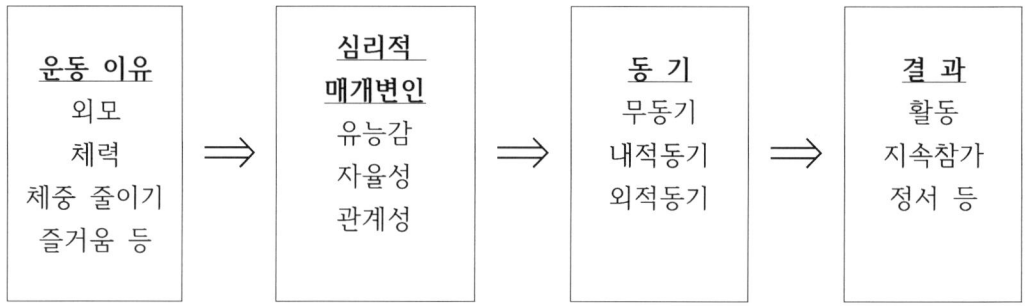

< 운동 이유와 자율성 인식, 유능감, 대인관계, 내적동기, 외적동기, 그리고 여러 결과의 관련성 >

어떤 동기(내적 동기 또는 외적 동기)를 갖고 있는가에 따라 활동의 선택, 활동에 대한 노력투입과 지속, 그리고 정서 체험이 달라진다.

(1) 운동의 이유(목적) - "전적으로 비자결적인 것부터 전적으로 자결적인 것에 이르는 행동적 연속선으로 나타내는 것이 더 좋을 수도 있다."

(2) 자결성 인식
- ① 자율성 : 개인의 행동을 자신이 주도적으로 규제하려는 바램. 자율성의 느낌이 있으면 내적동기가 높아진다.
- ② 유능감 : 개인이 환경과 상호작용을 효과적으로 하는 것. 어떤 활동에서 유능감을 얻으면 내적 동기가 좋아진다.

③ 관계성 : 다른 사람과 함께 한다는 느낌. 함께하는 느낌이 들면 내적 동기가 좋아진다.

※ 자결성 이론이 운동 상황에 주는 시사점

운동의 이유로 자주 언급되는 것에는 건강과 체력의 유지 및 증진(예 : 관상성 심장질환 예방), 외모의 개선(예 : 체중 줄이기), 즐거움 체험(예 : 재미), 사교기회(예 : 대인관계 형성), 심리적 혜택(예 : 불안과 우울증 낮추기)등이 있다. 이들 이유 중 즐거움 체험, 사교기회, 심리적 혜택 등은 내적동기의 속성을 띤다. 따라서 자결성 이론에 비추어 보면 주로 이런 이유 때문에 운동을 하는 사람은 중도포기의 위험이 크지 않을 것으로 보인다.
그러나 건강과 체력의 향상, 외모 개선은 본질적으로 외적인 속성을 띤다. 이런 이유 때문에 운동을 하면 운동을 의무적으로 해야 하는 것, 강요되는 것으로 생각하기 쉽다. 그럴 경우 자결성 이론에 따르면 운동의 지속참가가 문제가 될 수 있다. 여기서 중요한 것은 운동 이유를 어떻게 받아들이는가 이다. 진정으로 건강과 외모를 개선시키고 싶어 한다면 그 동기는 내적이라고 볼 수도 있다.

3) 자결성 이론을 운동 상황에 적용한 연구

(1) 자결성 이론의 적용 : 유능감, 자율성, 관계성의 인식이 자결성 연속체의 여러 형태의 동기와 어떤 관련성이 있는가를 알아본 결과, 유능감, 자율성, 관계성의 느낌은 세가지 내적동기(지식습득, 과제달성, 감각체험)와 긍정적인 관계가 있고, 무동기와는 부정적인 관계가 있는 것으로 나타나 자결성 이론의 예측과 잘 맞는 것으로 나타났다.
(2) 합리행동 이론과 계획행동 이론 : 합리행동 이론과 계획행동 이론에서 가장 중요한 것은 의도이다. 의도는 행동을 예측할 때 신뢰도가 높은 개념이다.
① 합리적행동이론
▸ 자율에 의한 행동(자기 스스로 결정한 행동)을 설명하려는 목적으로 개발. 이 이론은 인간은 자신이 갖고 있는 정보와 자신의 행동이 어떤 영향을 가져올 것인가를 고려해서 현명하고 합리적인 방식으로 행동을 취한다고 전

제한다. 행동을 예측하는 단 하나의 변인은 개인의 '의도'라고 본다.
- ‣ 주요 개념:
  - 의도(intention): 개인의 의지와 그 행동을 위해 투자할 노력의 정도에 의해서 형성. 행동예측의 유일한 요인.
  - 태도(attitude): 어떤 행동에 대해 좋거나 나쁘게 평가하는 것(행동신념)
  - 주관적 규범(subjective norm): 어떤 행동을 할 것인지 안할 것인지에 대해 개인이 느끼는 사회적 압력(규범신념)
- ② 계획행동 이론
- ‣ 합리적행동 이론 보완. 합리적행동 이론의 개념에 행동통제 인식 개념이 추가된 것이 특징이다.
  - 행동통제 인식: 어떤 행동을 실천하기가 어려운지 쉬운지에 대한 생각(통제신념)

5. 개인투자 이론

※ 개인투자 이론의 5대 명제
① 동기를 연구하는 것은 행동을 연구하는 것과 밀접한 관련이 있다.
② 개인의 행동패턴은 개인의 투자를 반영한다.
③ 인간 행동은 여러 방향으로 진행될 수 있으므로 어떤 행동을 선택하느냐가 중요하다.
④ 상황이 주는 의미에 따라 개인의 투자가 달라진다.
⑤ 상황이 주는 의미와 그 원인은 확인과 평가가 가능하다.

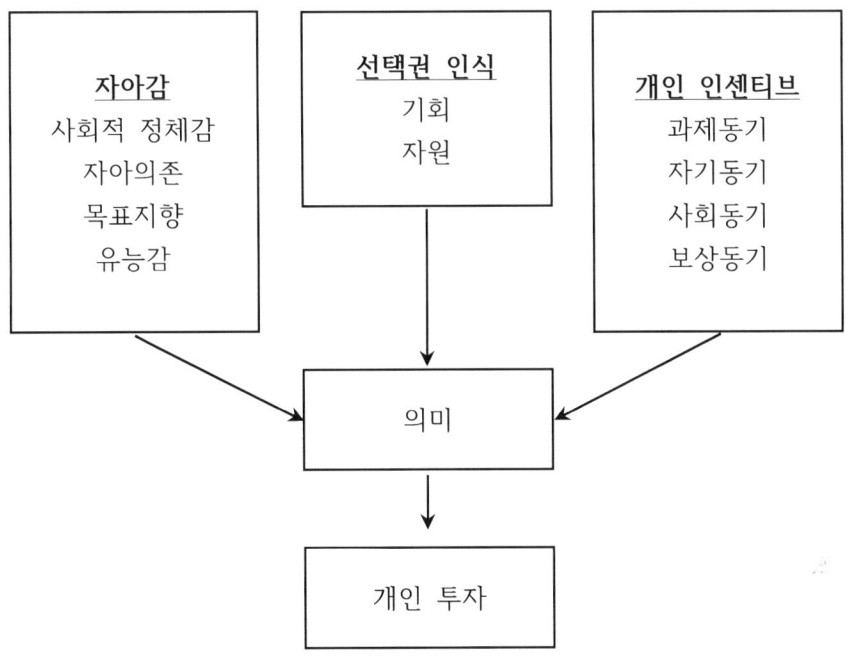

(1) 자아감 : 자아감은 자신이 누구인가에 대한 생각, 인식, 신념, 느낌 등을 종합한 것으로 정의
 ① 사회적 정체감 : 개인이 속해 있거나 중요하게 여기고 있는 준거집단이 자신을 어떻게 인식하는가.
 ② 자아의존 : 자신의 운명에 대한 인식과 개인적인 통제감의 정도(가결성과 그 의미가 유사)
 ③ 목표지향 : 실현 가능한 단기목표와 장기목표를 설정하고 이를 실천하는 능력
 ④ 유능감 : 어떤 활동을 성공적으로 수행할 수 있는 능력에 대한 주관적인 평가

(2) 선택권 인식 : 어떤 활동에 대해 의미를 부여하기 위해서는 그 활동을 할 수 있는 기회가 주어져야 하며, 방해요인을 극복할 수 있는 자원도 있어야 한다.

(3) 개인 인센티브 : 어떤 활동에 대한 동기의 중심을 어디에 두는가를 말한다.
  ① 과제동기 : 과제동기란 어떤 활동 그 자체가 좋거나 잘 배워보려는 목적으로 참가하는 동기(과제몰두, 유능감 증명)
  ② 경쟁동기 : 경쟁동기란 남과 경쟁을 하거나 권력을 얻고 싶어 하는 동기
  ③ 사회동기 : 사회동기는 다른 사람과 어울리고 집단에 소속하고 싶은 욕구
  ④ 보상동기 : 보상동기는 사회적 인정이나 경제적 이득을 받고자 하는 욕구

6. 귀인 이론

1) 귀인의 차원

(1) 귀인 - 자신이나 타인의 행동을 보고 그 원인을 추론하는 과정

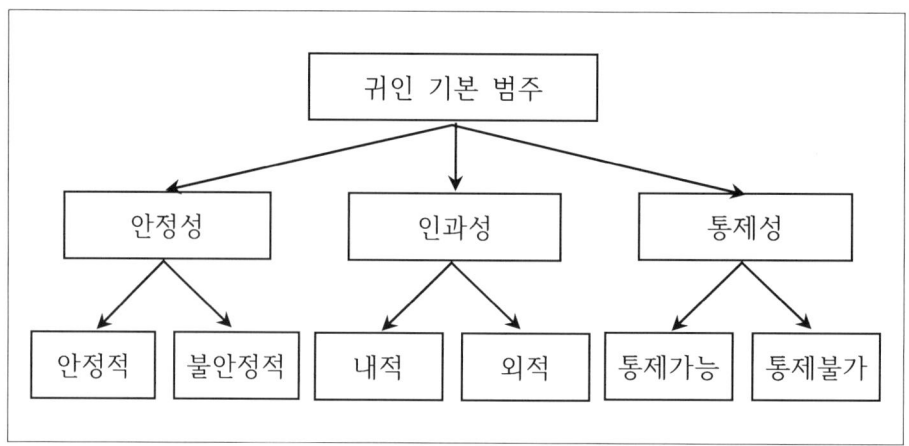

< Weiner의 귀인차원 >

(2) 3차원분류의 주요 귀인 개념
  ① 개인 능력은 내적이며, 안정적이고, 통제가 불가능하다.
  ② 개인 노력은 내적이며, 불안정적이고, 통제가 가능하다.
  ③ 과제난이도는 외적이며, 안정적이고, 통제가 불가능하다.
  ④ 운은 외적이며, 불안정적이고, 통제가 불가능하다.

2) 귀인결과와 행동 및 정서

귀인	결과
안정성	미래성공의 기대
안정한 요소에 귀인	성공기대 증가
불안정한 요소에 귀인	성공기대 감소
인과성	정서반응
내적이유	긍지 또는 창피함 증대
외적이유	긍지 또는 창피함 감소
통제성	정서반응
자신의 통제	동기 증대
타인의 통제	동기 감소

< 귀인유형과 결과 >

▸ 성공의 원인은 내적이며, 통제가능하고, 안정적인 요인(개인 능력)으로 해석하는 것이 좋으며, 실패의 원인은 내적이며, 통제가능하고, 불안정적인 요인(개인 노력)

7. 성취목표성향이론

1) 과제성향과 자기성향

(1) 과제목표성향 : 비교의 준거가 자신이 되는 것. 즉 기술이 향상되었다거나 노력을 많이 했으면 유능성 느낌이 들고 성공했다고 생각하는 것

(2) 자기목표성향 : 비교의 준거가 타인이 되는 것. 즉 능력감이나 성공감을 느끼기 위해서는 남보다 더 잘해야 하며, 동일하게 잘 했을 경우 남보다 노력을 덜 해야 한다는 의미

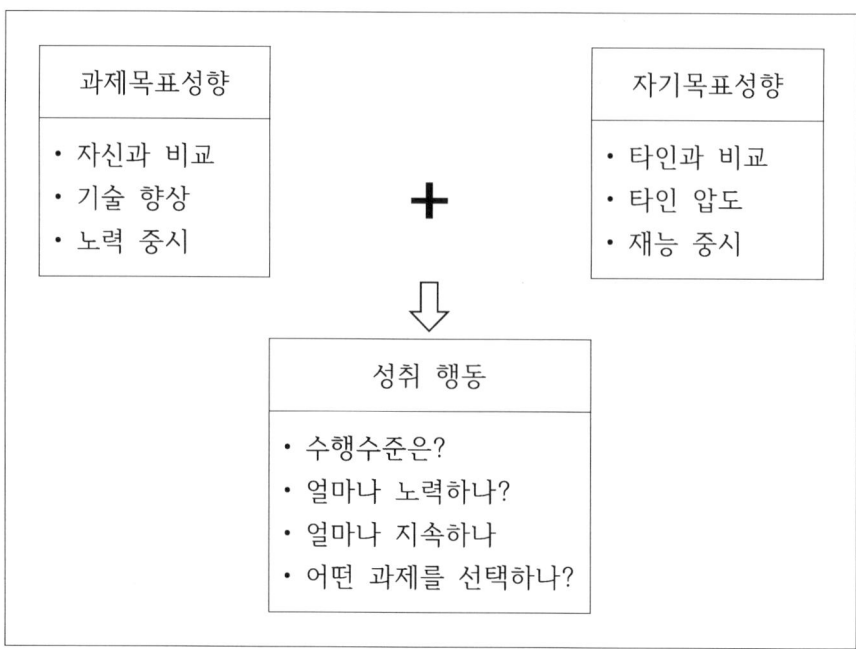

< 과제목표성향과 자기목표성향 비교 >

2) 과제성향의 장점

‣ 자기성향보다는 과제성향을 가진 사람들이 좀 더 열심히 노력하고 실패할 경우에도 끈기있게 시도하는 등 긍정적인 태도를 갖는다.
‣ 남에게 패배할 경우에도 실망하거나 좌절하지 않고 동기수준을 유지할 수 있는 장점이 있다.
‣ 과제성향을 가진 사람들은 대개 내적동기가 높으며, 실현 가능하면서도 약간 어려운 과제를 선택하는 경향이 있다.
‣ 실패를 두려워하지 않으며 비교의 기준이 자신이 되기 때문에 잘한다는 생각(유능성)을 자주하게 된다.
‣ 노력이나 협동을 중요시 생각

구분	과제성향	자기성향
과제선택	실현가능한 과제 약간 어려운 과제	매우 쉬운 과제 달성 불가능한 과제
노력투입	자유시간 연습증가 운동 시 노력증가	자유시간 연습감소 운동 시 노력부족
내적동기	내적동기 증가 몰입체험 증가	내적동기 감소 몰입체험 감소
지각된 유능성	지각된 유능성 증가 실패의 영향 작다	지각된 유능성 감소 실패의 영향 크다
성공이유 정서반응	노력, 협동 긴장 및 불안 감소	기술, 재능, 상대압도 긴장 및 불안 증대

< 과제성향과 자기성향의 심리행동적 차이 >

3) 자기성향의 단점

- 자기성향이 강한 사람은 남과의 비교를 통해서 자신의 성공을 정의하기 때문에 유능성 느낌을 갖기 힘들다.
- 지각된 유능성이 낮은 사람들은 스포츠 상황에서 상당히 부정적인 행동유형을 보인다.
- 연습이나 시합 때 별로 노력을 하지 않으며, 중도에 포기할 수도 있고, 잘못했을 경우 변명을 할 가능성이 높다.
- 아주 쉬운 과제를 선택하거나 아무도 달성하기 힘든 매우 어려운 과제를 선택하는 경향이 있다.
⇒ 스포츠나 운동참가자는 타인과 비교하는 것보다는 자신과의 비교를 하는 과제성향을 갖는 것이 바람직하다. 왜냐하면 과제성향적인 사람들은 실패했을 경우 이를 극복하기 위해 지속적으로 노력을 하며, 도전적인 과제를 선택하는 등 매우 긍정적인 행동특성을 보이기 때문이다.

4) 내적동기와 귀인이론과의 비교

구분	성취동기 높은사람	성취동기 낮은사람
달성목표	과제성향목표를 세운다	자기성향목표를 세운다
내적동기	내적동기가 높다	내적동기가 낮다
동기성향	성공성취의 동기가 높다 실패의 동기 낮다 성공의 긍지에 관심이 있다	성공성취의 동기가 낮다 실패의 동기가 높다 실패의 창피함을 걱정한다.
귀인유형	성공이유를 안정적이며 내적요인으로 돌린다 실패이유를 불안정적이며 외적요인으로 돌린다	성공이유를 불안정하며 외적요인으로 돌린다 실패이유를 안정적이며 내적요인으로 돌린다
과제선택	도전을 좋아하고, 도전적인 상대나 과제를 선택한다	도전을 회피하며, 매우 어렵거나 쉬운 과제를 선택한다.
수행	평가상황에서 수행이 우수하다	평가상황에서 수행이 저조하다

< 성취동기가 높은 사람과 낮은 사람 비교 >

8. 동기유발전략

1) 운동참가 이유를 이해한다.
2) 다양한 기회를 제공한다.
3) 지도자가 동기유발에 영향을 미친다.
4) 귀인유형을 파악하고 필요하면 바꾼다.
5) 귀인에 관한 바람직한 조언을 해준다.
6) 과제목표성향을 강조한다.

Ⅲ. 각성, 불안, 스트레스와 스포츠 수행

1. 불안과 유사개념의 정의

1) **각성** : 깊은 수면에서 높은 흥분에 이르는 연속선상에서 변화하는 유기체의 일반적인 생리적, 심리적 활성화. 즉 각성이란 전혀 흥분이 안 된 상태(예, 봄날 창가의 의자에서 조는 것)부터 극도로 흥분된 상태(예, 100억짜리 복권에 당첨되는 것)의 어딘가에 위치해 있는 특정 순간의 동기의 강도 측면을 의미

2) **불안** : 불안이란 신체의 활성화와 각성에 수반되는 초조함, 걱정, 우려 등의 부정적인 정서 상태를 의미
   - 인지불안 : 걱정이나 근심을 하는 것과 같이 우리 생각과 관련된 요소
   - 신체불안 : 호흡이 빨라지는 것과 같이 신체적 활성화로 나타나는 요소
   - 상태불안 : 상태불안은 상황에 따라서 변화하는 정서상태로 "자율신경계의 활성화나 각성과 관련하여 주관적, 의식적으로 느끼는 우려나 긴장감"
   - 특성불안 : 특성불안은 객관적으로 비 위협적인 상황을 위협적으로 지각하여 객관적 위협의 강도와 관계없이 상태불안 반응을 나타내는 개인의 동기나 후천적으로 습득된 행동경향

개념	정의
각성	깊은 수면에서 극도의 흥분에 이르는 연속선상에서 변화하는 일반적인 생리적, 심리적 활성화
불안	신체의 각성상태를 수반하는 초조함, 걱정, 우려 등의 부정적인 정서상태
상태불안	각성을 수반하는 상황에 따라 변하는 초조함, 걱정, 우려 등의 부정적인 정서
특성불안	상황의 객관적 위협 수준에 관계없이 비위협적인 상황을 위협적으로 지각하는 개인의 행동 경향
인지적 상태불안	상황에 따라 변하는 걱정이나 부정적 생각
신체적 상태불안	상황에 따라 변하는 지각된 생리적 반응

< 불안과 유사개념 >

3) **경쟁불안(competitive anxiety)** : 경쟁상황에서 느끼는 불안으로 경쟁을 주요 요소로 포함하고 있고 스포츠 상황에서 가장 뚜렷하게 나타나는 불안이라 할 수 있다.
 (1) 경쟁 특성불안 : 경쟁 특성불안은 경쟁적 상황을 위협적으로 지각하고 이러한 상황에 대한 우려와 긴장의 감정으로 반응하려는 경향
 (2) 경쟁 상태불안 : 경쟁상태불안은 경쟁상황에서 수행자가 느끼는 상황에 대한 반응으로 의식적으로 지각되는 주관적인 우려나 긴장과 같은 정서이며 자율신경계의 활성화 또는 각성을 수반한다.

※ 스포츠 상황에서 발생되는 경쟁상태 불안의 구체적인 원인
① **실패에 대한 공포** : 선수가 경기상황에서 자신의 능력부족에 대한 걱정을 하거나 실패에 대한 생각과 수행 결과에 대한 불확실함 등으로 인해서 발생한다.
② **불만족스런 신체적인 증상** : 경쟁상황에서 목이 경직된다든지, 식은땀이 흐르거나, 잦은 소변, 잦은 하품, 위경련 등과 같은 신체적인 증상들이 불안의 원인이 된다.
③ **부적합한 느낌** : 경기기구나 장비, 경기장 등이 맘에 안든다든지 컨디션이 안좋은 느낌이나 뭔가 기분이 쾌적하지 않은 상태 등과 같은 느낌이 불안의 원인이 된다.
④ **통제력의 상실** : 경기직전에 인터뷰를 한다든지, 경기 중의 관중들의 행동, 징크스, 심판의 불공정에 대한 걱정, 예상치 못한 기후의 변화 등과 같은 것들이 경쟁상황에서 불안요인이 된다.
⑤ **죄의식** : 지도자의 지나친 간섭이나 선수 자신의 의도적인 파울이나 실수, 욕설, 야유, 조롱, 화내기 등과 같은 것은 선수에게 죄의식을 느끼게 하는 상황들이다.

2. 불안의 측정

1) **생리적 척도** : 각성과 불안은 심박수, 호흡, 피부전도, 또는 카테콜라민과 같은 생화학 물질과 같은 생리적 징후가 어떻게 변화하는지를 측정해서 추정할 수 있다.
   ▸ 뇌전도 EEG, 심전도 EKG, 근전도 EMG, 피부저항 GSR, 발한율 palma sweat index, 심박수, 혈압, 안면근육 패턴, 신체 내의 생화학적 변화, 뇌반구의 비대칭성 hemispheric asymmetry의 측정 등

2) **행동적 척도** : 행동적으로 나타나는 불안증상을 측정하여 불안상태를 파악하는 방법

3) **심리적 척도** : 자기보고식 self-report방법이 자주 사용된다. 각성이나 불안 수준이 어느 정도인지 스스로 평가하여 질문문항에 그 정도를 표시
   ‣ Spielberger의 상태특성불안척도, STAI, Martens의 스포츠 경쟁불안검사 SCAT

3. 스트레스 과정 및 스트레스 요인

1) 스트레스 과정
‣ 스트레스 : 목표를 달성하지 못했을 때 중대한 결과가 나타나는 조건하에서 환경적 목표와 반응능력 사이의 상당한 불균형
(1) 환경적 요구 : 스트레스 과정의 첫 단계에서는 특정 환경의 요구가 개인에게 작용한다.(신체적 요구 또는 심리적요구)
(2) 환경요구의 지각 : 두 번째 과정은 신체적 또는 심리적인 환경적 요구를 개인이 어떻게 받아들이는지를 의미한다.
(3) 스트레스 반응 : 이 단계는 상황의 지각에 대한 개인의 신체적, 심리적 반응을 나타낸다. 만약 상황의 요구와 개인의 능력 사이의 불균형이 심각한 수준이라고 지각하면 인지적 상태불안(근심, 걱정)과 신체적 상태불안(생리적 활성화)이 모두 높아진다.
(4) 행동결과 : 네 번째 단계는 스트레스를 받았을 때 나타나는 실제 행동을 의미한다.
(5) 제4단계는 다시 제1단계로 피드백이 된다.

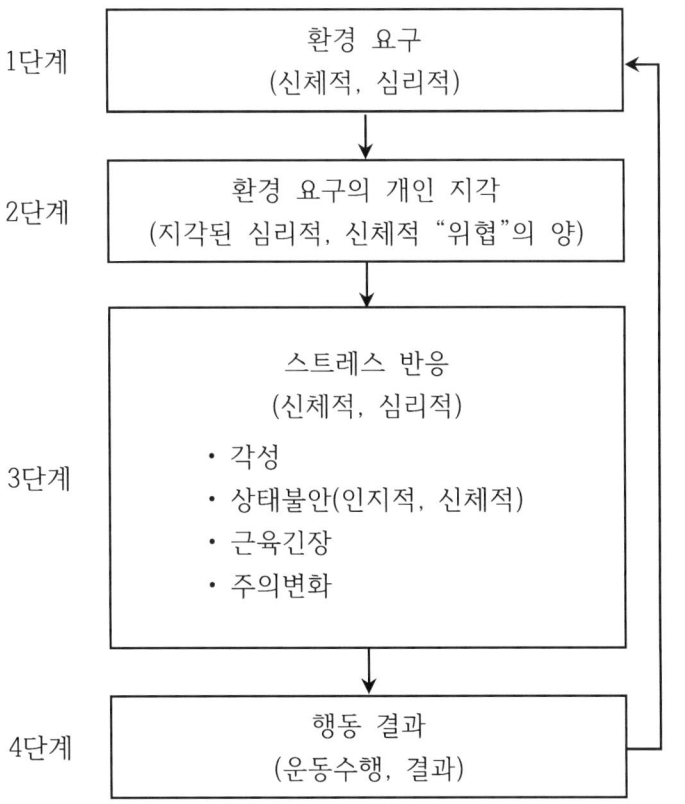

2) 스트레스 요인

(1) 상황적 요인 : 상황과 관련된 스트레스 요인에는 시합의 중요성과 시합의 불확실성이 있다.
(2) 개인적 요인 : 특정한 상황에서 불안반응을 높이는 개인의 특성으로 특성불안과 자아존중감을 들 수 있다.

4. 불안과 운동수행의 관계

1) 추동이론 [Zajonc (1995)]

- 각성과 수행의 관계를 직선적인 것으로 보고 각성수준이 높아짐에 따라 수행도 이에 비례 증가한다는 이론
- 수행자의 숙련도가 높거나 쉬운 과제를 수행할 때 타인이 존재하면 주반응이 옳게 나타나기 때문에 각성수준이 높은 것이 수행향상에 도움이 된다.
- 문제점 : 복잡한 과제나 새로운 과제를 배울 때 타인이 존재하면 각성이 높아지며 주반응이 옳지 않은 경우가 많아 수행에 역효과를 미치게 된다.

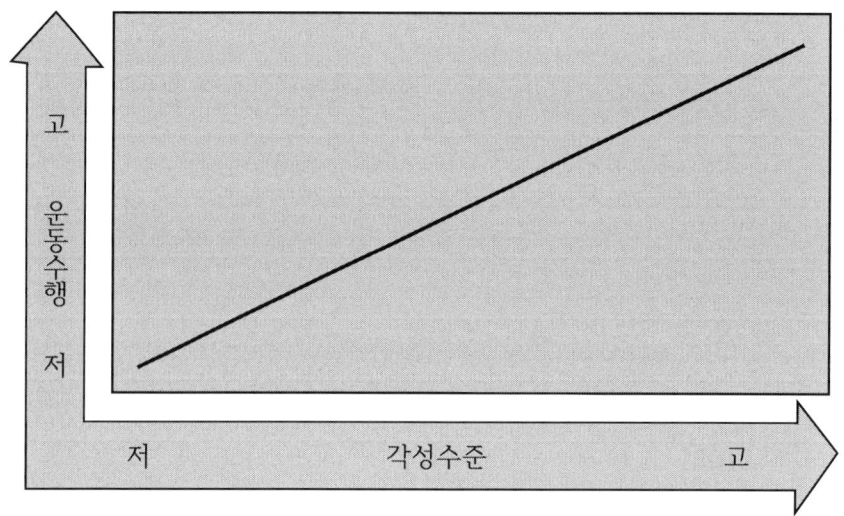

2) 역U자가설 (적정수준이론)

- 각성이 너무 낮거나 높으면 수행에 방해가 되고, 중간정도의 각성수준이 최고의 운동수행을 발휘한다는 이론
- 문제점 : 적정 각성수준이 어디에 있으며 어떻게 이를 찾는가?
- 협응과 타이밍이 요구되는 정교한 소근운동에서는 각성수준이 대체로 낮아야 하며, 지구력과 스피드 등 대근의 힘이 요구되는 과제에서는 각성수준이 높아야 한다.

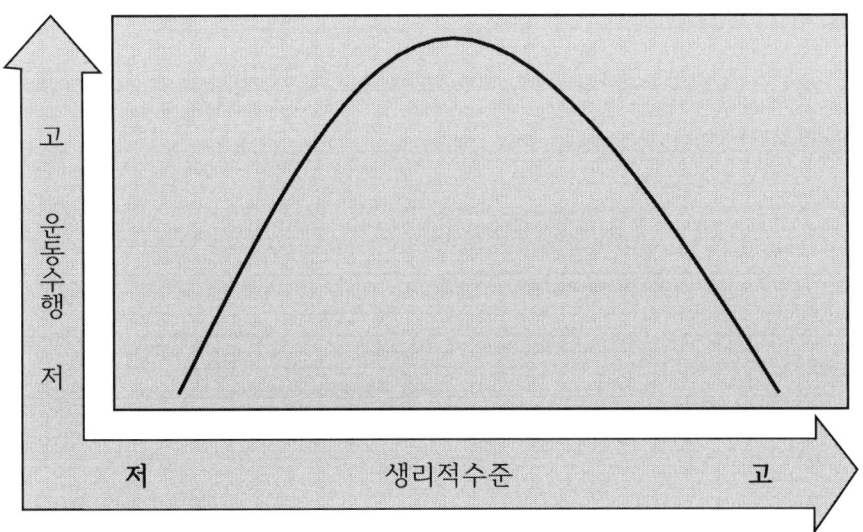

각성수준	스포츠 기술
5(극도의 흥분)	미식축구 태클, 200,400m 달리기, 윗몸일으키기, 역도, 팔굽혀펴기, 투포환, 턱걸이
4	단거리 달리기, 멀리뛰기
3(중정도 각성)	농구, 복싱, 유도, 체조
2	야구투구, 펜싱, 테니스, 다이빙
1(약간의 각성)	양궁, 골프퍼팅, 농구자유투, 축구의 킥

<종목별 적정 각성수준>

3) 최적수행지역이론 (Zone of Optimal Functioning)

‣ 개개 선수가 최고의 수행을 발휘할 때 자신만의 고유한 불안수준이 있다는 이론
‣ 적정불안수준은 불안의 연속선상에서 항상 한 중앙이 아닐 수도 있으며 개인에 따라 큰 차이가 날 수 있다.

- 최적의 상태불안수준은 한 점이라기보다는 범위로 표시된다.
- 문제점 : ZOF의 안과 밖에서 어떻게 운동수행에 영향을 미치는지를 확실히 설명해 주지 못한다.

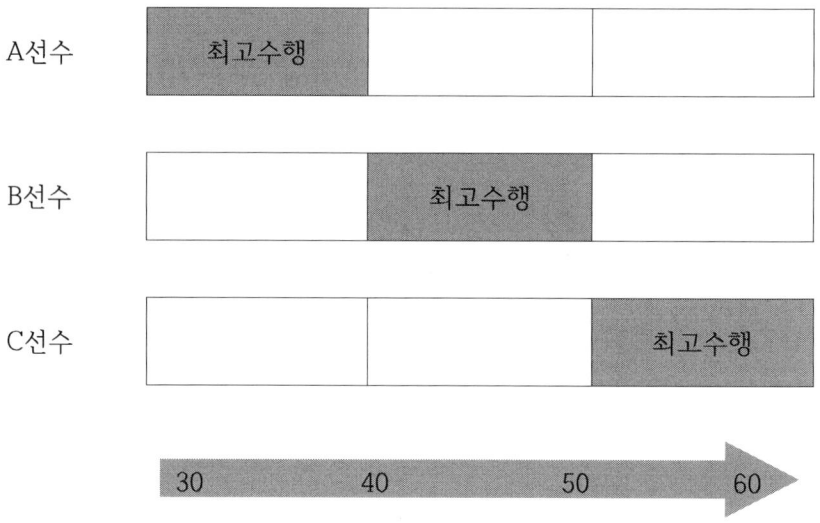

4) 불안의 다차원이론

- 불안이 인지적 차원과 신체적 차원으로 구성되어 있으며 이들 차원이 수행에 서로 다른 영향을 미친다는 이론
- 인지불안(걱정, 근심)은 운동수행과 부정적인 관계가 있다.
- 신체불안(생리적 각성)은 적정수준까지는 수행향상에 도움이 되지만 그 수준보다 높아지면 수행이 감소하게 되는 역U자 관계를 보인다.

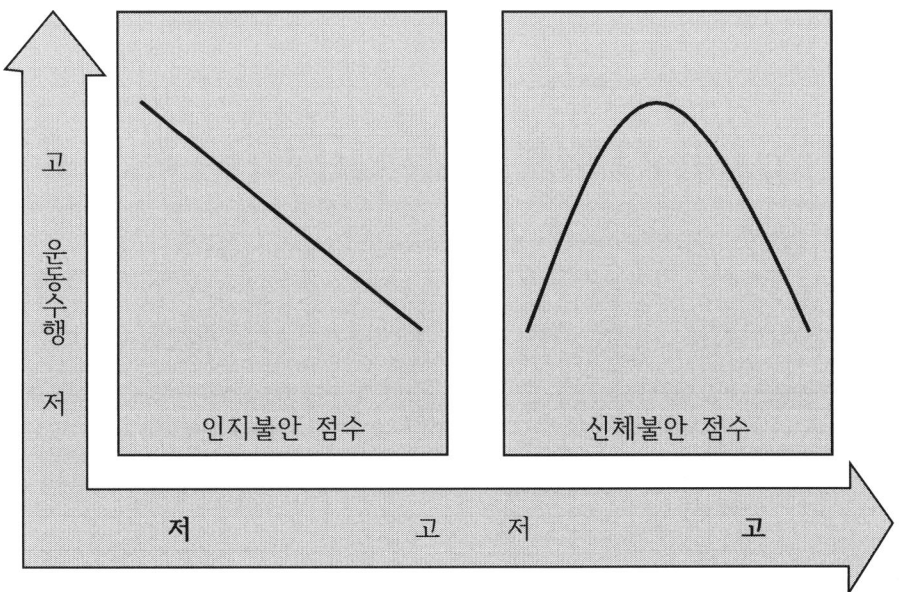

5) 카타스트로피이론 (대격변)

▸ 인지불안 수준이 낮을 때는 생리적 각성과 운동수행 간에 역U자관계가 형성되나 인지불안수준이 높을 때는 생리적 각성이 적정수준을 초과하면 수행의 급격한 추락현상이 발생한다고 보는 이론
▸ 수행의 급격한 추락현상이 발생했을 경우 이전의 상태로 회복하는 데 많은 시간이 필요하다. 즉 카타스트로피 상태에 이른 선수는 완전한 신체적 이완을 한 다음에 점차적으로 적정 각성수준에 도달해야 한다.
▸ 장점
 ① 생리적 각성과 인지불안의 상호작용에 따라 운동수행 수준이 결정된다.
 ② 불안의 두 요소와 운동수행 사이에 질서정연한 관계가 있다고 보고 있지 않기 때문에 실제 운동 상황을 설명하는데 더 적합할 수 있다.
▸ 문제점 : 이러한 복잡성 때문에 선수를 대상으로 이 이론을 검증하기가 쉽지 않다는 한계도 있다.

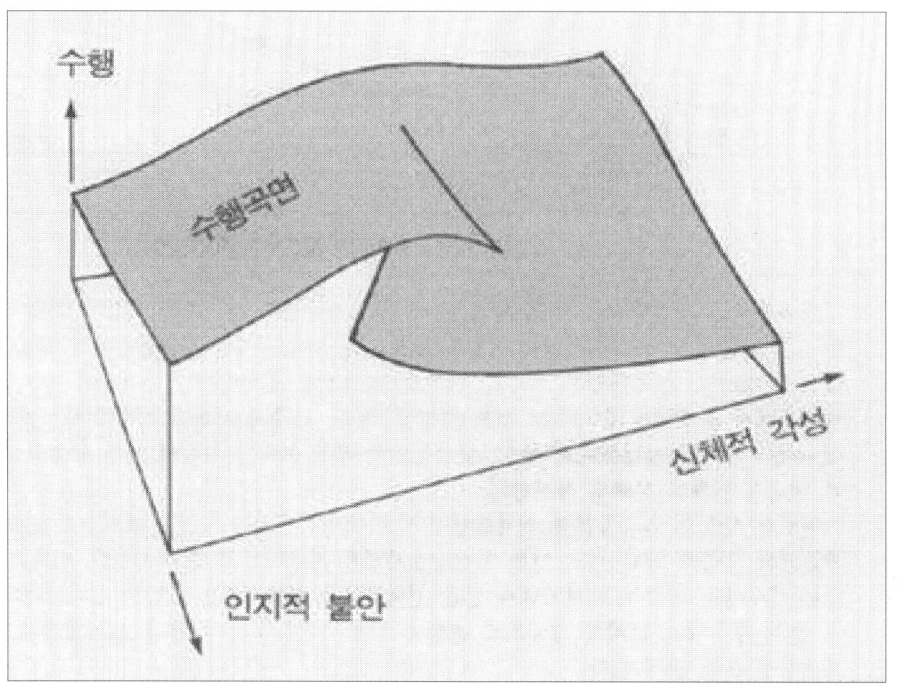

6) 전환이론

▸ 자신의 각성수준의 인지적 해석에 따라 흥분 또는 불안으로 경험할 수 있다는 이론

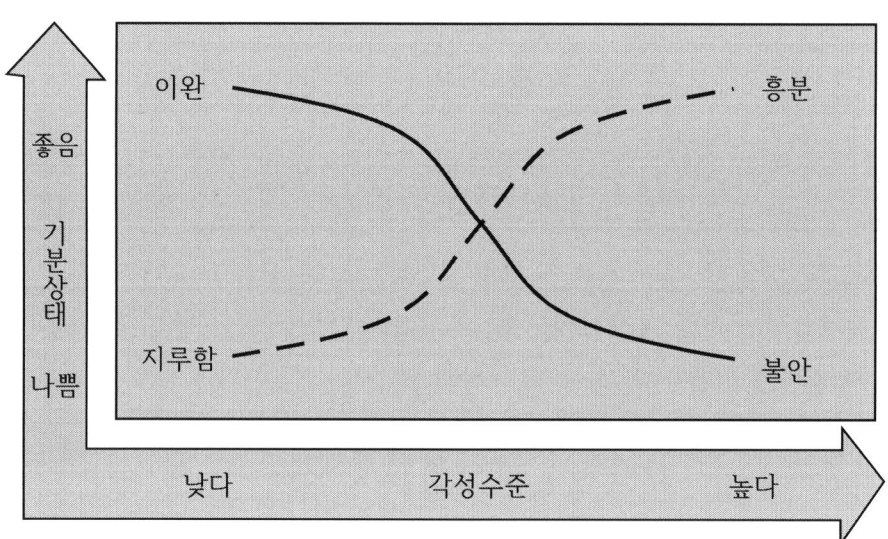

7) Martens의 심리에너지이론

- 긍정적 심리에너지와 부정적 심리에너지 간의 관계 속에서 수행을 보려는 이론
- 긍정적 : 긍정적 심리에너지가 발생되기 때문에 운동수행에 긍정적인 영향
- 부정적 : 부정적 심리에너지가 발생되기 때문에 각성과 운동수행 사이에는 부정적인 관계가 성립
- 긍정적인 심리에너지가 높고 부정적인 심리에너지가 낮을 때 최고의 경기력을 발휘한다.

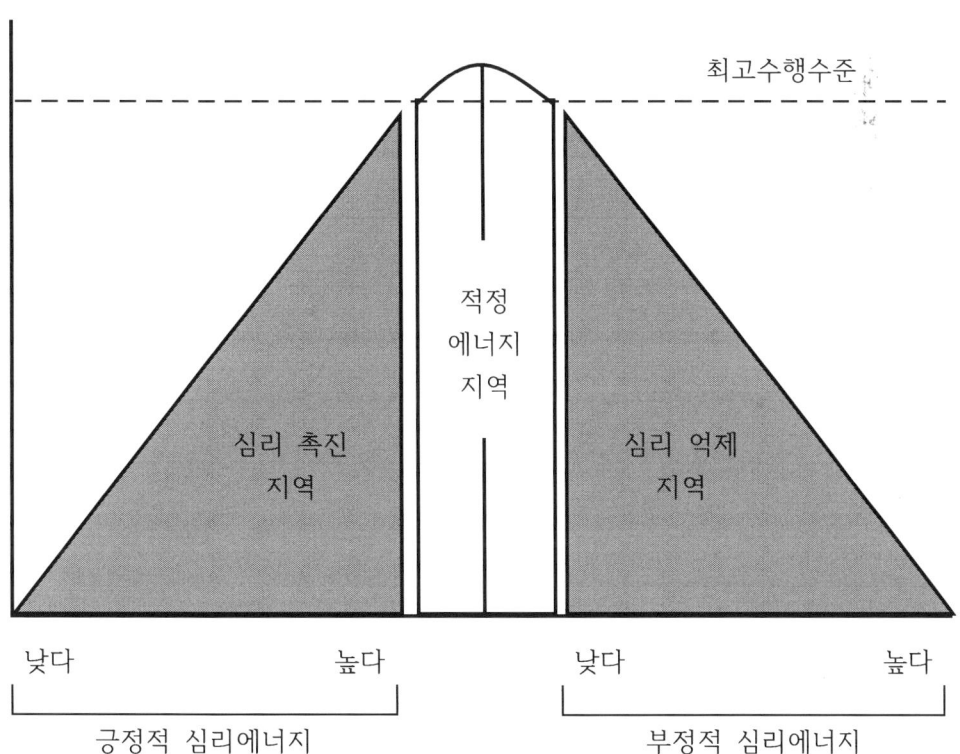

5. 각성이 운동수행에 영향을 미치는 이유

1) 주의 영역의 변화

- 각성이 증가함에 따라 수행자의 주의영역이 점점 좁아지게 된다.
- 각성수준이 낮으면 주의영역이 넓기 때문에 불필요한 정보까지 받아 들여 수행에 방해가 된다.
- 적절한 각성수준에서는 불필요한 정보는 배제시키고 필요한 정보에만 주의를 기울이게 되므로 수행이 향상된다.
- 각성수준이 높으면 주의영역이 좁아지게 되며 필요한 정보와 불필요한 정보가 모두 주의 영역에서 사라지게 된다.

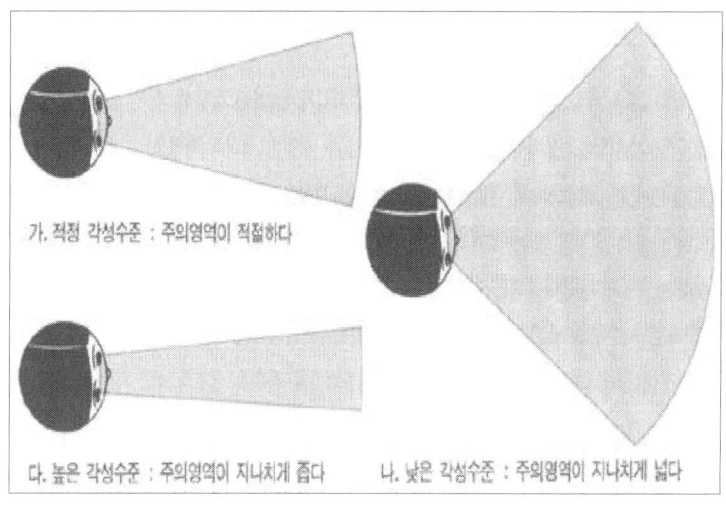

2) 근긴장의 변화

- "몸이 마음대로 안 움직인다." / "얼었다."
- 불안이 높아지면 근육의 불필요한 긴장을 초래한다.

6. 불안과 각성의 조절

1) 불안과 운동수행
(1) 불안은 인지적 요소와 신체적인 요소로 구성되어 있다는 다차원적 해석이 널리 받아들여지고 있다.
(2) 불안과 각성은 개인이 해석하기에 따라 부정적인 것이 될 수도 있고 긍정적인 것이 될 수도 있다.
(3) 최고의 수행을 발휘하는데 적합한 불안 수준은 개인에 따라 달라진다는 입장이다.

2) 불안수준에 따른 증상

구분	증상
생리적 증상	심박수와 혈압이 높아진다 호흡이 빨라지고 손에 땀이 난다 동공이 확대되고 뇌의 활동이 증가한다 피부에 있는 혈액의 양이 증가한다 근육이 긴장된다 산소 섭취량이 증가한다 입이 마르고 소변이 자주 마려워진다 아드레날린의 분비가 증가한다.
심리적 증상	근심과 걱정을 한다 의사결정을 제대로 하지 못한다 압도당한 느낌이나 혼동감을 갖는다 주의 집중력이 떨어진다 상황을 통제하는 느낌이 없어진다 주의의 폭이 좁아진다
행동적 증상	말이 빨라지고 목소리가 떨린다 손톱을 물어뜯는다 발을 떤다 근육에 경련이 일어난다 하품을 하거나 눈을 자주 깜빡거린다

< 과도불안에 따른 증상 >

3) 최적 불안수준의 자각

‣ 선수들은 최고 수행을 발휘하는데 적합한 자신만의 고유한 불안수준이 있다. 즉 높은 불안에서 좋은 성적을 내는 선수가 있는 반면, 낮은 불안에서 좋은 성적을 내는 선수도 있다. 최고의 수행을 발휘하는데 적합한 불안수준은 개인에 따라 차이가 난다는 사실은 불안 조절 기법을 적용하는데 필수적으로 고려되어야 한다.

4) 불안과 각성 감소기법

① 바이오 피드백
② 점진이완
③ 자생훈련
④ 체계적 둔감화
⑤ 호흡조절
⑥ 인지재구성
⑦ 사고정지

5) 각성 촉진 기법

① 신체활동
② 키워드 사용
③ 음악듣기
④ 심상이용
⑤ 감정 전환

7. 현장적용 시사점

- 선수가 어떤 각성수준에서 가장 좋은 결과를 발휘하는지를 파악해야 한다.
- 지도자와 코치는 불안의 행동적 증상을 이용하여 불안수준이 높은 선수나 학생을 찾아내야 한다.
- 선수 개개인의 특성을 이해하고 개별적인 지도방법을 개발한다.

- 불안을 어떻게 받아들이느냐에 따라 수행에 미치는 영향이 달라진다.
- 카타스트로피이론에 따르면 과도한 각성이 발생했을 경우 최적의 수행에 이르기 위해서는 완전한 이완이 요구된다.
- 과정지향적인 목표에 주의를 집중하면 불안수준을 조절하는데 도움이 된다.

IV. 자신감, 주의집중과 스포츠 수행

1. 운동자신감 모형

- 자신감이란 "어떤 일을 달성하기 위해 요구되는 여러 행위를 조직하고 실행할 수 있는 자신의 능력에 대한 스스로의 믿음"이다.
- 운동을 할 때 얼마나 노력을 많이 하는가 자신의 자신감에 대한 믿음의 영향을 받는다.
- 자신감은 방해물이나 역경에 부딪쳤을 때 발휘하는 인내심에도 영향을 준다.
- 자신감은 자신의 생각에도 영향을 미쳐, 수행을 방해하기도 하고 촉진시키기도 한다.
- 자기 충족적 예언 : 피그말리온 효과

1) 스포츠 자신감

- 스포츠 자신감은 특성 스포츠 자신감과 상태 스포츠 자신감으로 구분할 수 있다.
- 특성 스포츠 자신감은 개인이 갖고 있는 객관적인 상황에 대한 자신감을 말한다.
- 상태 스포츠 자신감은 특수한 상황에서 개인이 갖게 되는 자신감을 말한다. (경쟁지향성을 포함)

2) 사회인지 이론에서 자신감

- 행동, 내적인 개인요인, 외적인 환경요인은 삼각 인과관계를 이루며 서로 영향을 주고받는다.

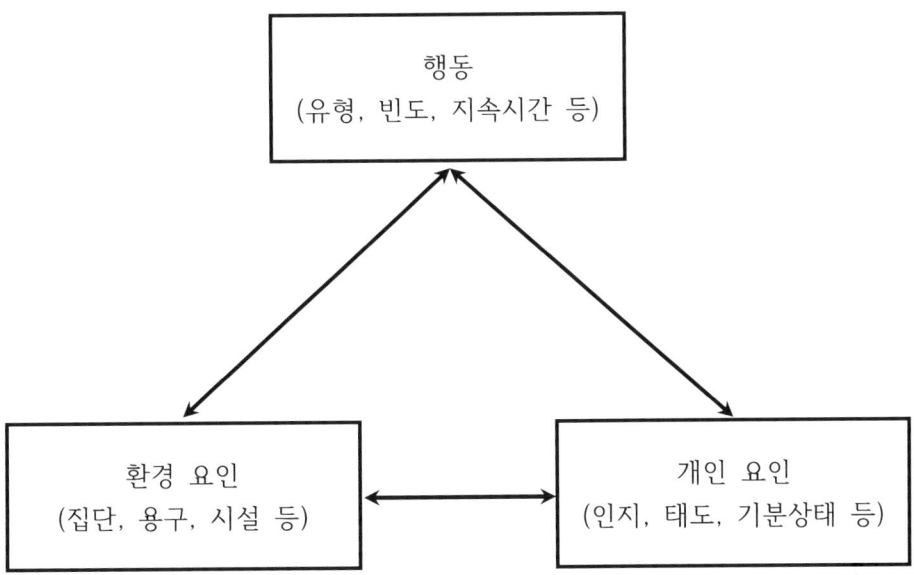

〈 사회인지 이론에서의 삼각 인과관계 〉

※ 시사점
(1) 자신감과 같은 인지가 행동에 영향을 미친다.
(2) 어떤 환자가 직접 행동을 해 본 결과로 배울 수도 있다.
(3) 신념은 외적인 환경 요인의 영향을 받을 수 있다.

3) 자기 효능감 이론 (Bandura)

▸ 자기에게 부딪힌 일을 자신이 할 수 있다는 긍정적인 자기지각을 형성하는데 초점을 두고 있다. 즉, 자기효능은 어떤 결과를 얻는 데 필요한 행동을 할 수 있는 능력에 대한 신념이다.

▸ Bandura가 제안한 자기효능은 개인이 갖고 있는 이러한 믿음과 관련되고 어려움에 직면해 있을 때, 행동의 선택, 노력, 및 끈기에 영향을 주게 된다고 가정하고 있다.

▸ 자기효능은 성취행동에 큰 영향을 미치는 동기원이다.

- 일반적으로 자기효능이 높을수록 학습활동에 적극적으로 참여하고, 더 많이 노력하며, 지속성이 높고, 효과적인 학습전략을 사용하며, 스트레스와 불안을 효과적으로 통제한다. 그러므로 동기를 높이려면 자기효능을 높여야 한다.

※ 자기효능에 영향을 미치는 요인

(1) 성공과 실패경험 : 성공은 자기효능을 높이고, 실패는 자기효능을 낮춘다.

(2) 목표 : 목표를 스스로 설정할 수 있으면 자기효능이 높아진다. 일반적으로 근접목표(달성하는 데 시간이 적게 걸리는 단기적 목표)가 원격목표(달성하는 데 시간이 많이 걸리는 장기적 목표)보다, 구체적 목표가 일반적 목표보다 자기효능을 높인다.

(3) 인지전략 : 자신이 갖고 있는 인지전략이 학업성취에 도움이 될 것이라는 신념은 자기효능을 높인다.

(4) 모델 : 자신과 비슷한 특성을 가진 모델에 대한 관찰은 자기효능을 높인다. 그 모델이 실패하는 것을 관찰하면 자기효능이 낮아진다.

(5) 피드백 : 성공을 노력과 관련짓는 피드백은 자기효능을 높인다.

(6) 보상 : 보상이 현재 어느 정도 잘하고 있는가에 대한 정보를 제공하면 자기효능을 증진시킨다.

4) 유능성 동기 이론

- 유능성 동기는 동기지향성, 지각된 유능성 그리고 통제감으로 구성
- Harter에 따르면 선수들은 성취상황에서 유능성을 과시하기 위하여 혹은 자기의 성숙을 과시하기 위하여 동기화된다. 따라서 만약 이러한 선수들의 시도가 성공적일 경우에 자기 효능감이나 긍정적 정서를 유발시키며 결과적으로 참가동기를 지속시킨다는 것이다.

5) 자신감의 원천

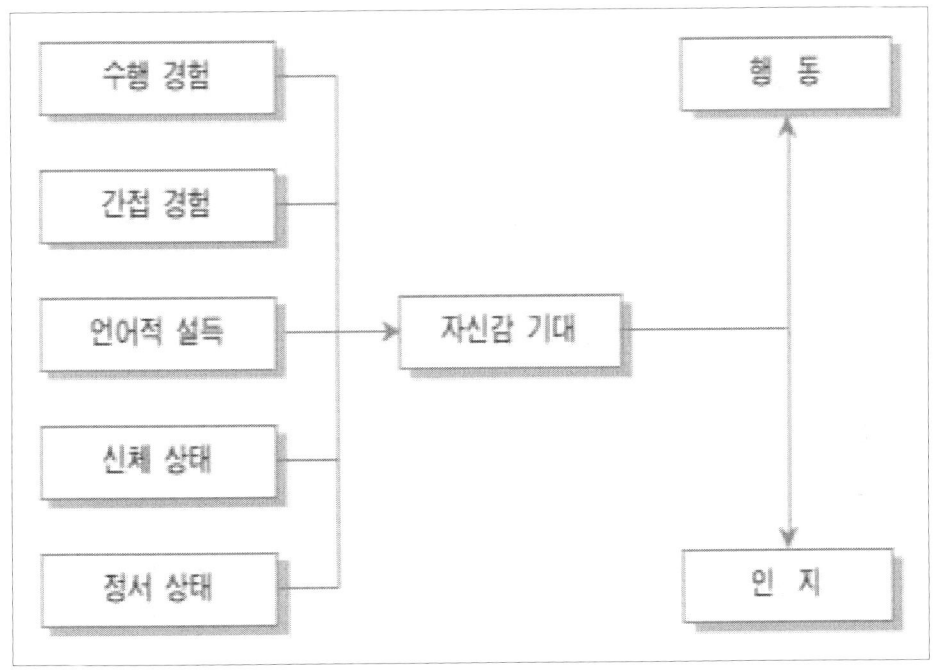

〈 자신감의 원천 〉

① 성취경험 : 어떤 과제를 성공적으로 수행한 경험
② 간접경험 : 자신의 개인능력, 재미, 이해 등의 기준으로 사용되는 다른 사람의 행동
③ 언어적 설득 : 운동을 왜, 어떻게, 어디서 할 것인가에 대해 충분한 정보를 주는 행위
④ 신체 상태 : 신체적 감각을 자신의 현 자신감 수준에 관한 신호를 보낸다.
⑤ 정서 상태 : 정서적, 인지적 해석과정을 통해 자신감에 영향을 준다.

6) 자신감의 본질과 측정

▸ 결과기대 : 어떤 행동의 효과에 대한 믿음 (자신감과 관련이 있으면서 혼동되는 개념)

※ 자신감의 세차원
(1) 자신감의 수준 : 어떤 과제를 달성할 능력을 갖고 있다는 믿음
(2) 자신감의 강도 : 어떤 과제를 성공적으로 수행할 수 있다는 신념의 정도
(3) 자신감의 일반성 : 자신감에 대한 믿음이 다른 관련 과제로 전이되는 정도

※ McAuley와 Mihalko의 네 가지 범주
(1) 운동 자신감 : 운동의 강도를 점차 높여가면서 성공적으로 운동할 수 있는 능력에 대한 믿음
(2) 방해극복 자신감 : 운동을 방해하는 요인을 극복할 수 있는 능력을 갖고 있다는 믿음
(3) 운동계획 자신감 : 일일 또는 주간 계획에 운동을 포함시킬 수 있는 자신감
  - 질병예방 자신감 : 질병예방을 목적으로 운동 재활에 참여하는 사람들이 갖고 있는 자신감
  - 건강행동 자신감 : 건강 증진 행동을 할 수 있는 능력에 대한 믿음
(4) 행동통제 인식 : 운동을 하겠다는 결정을 스스로 얼마나 통제할 수 있는가에 대한 신념

7) 자신감과 운동행동

(1) 운동의 시작과 지속
  ① 운동의 시작 : 방해극복 자신감은 규칙적인 운동을 시작하는데 중요한 역할을 한다.
  ② 운동의 지속 : 무관심 → 종결단계(통합이론 단계적 변화 : 무관심 → 관심 → 준비 → 실천 → 유지 → 종결)로 갈수록 운동에 대한 방해요인을 극복한 자신감이 더 높아진다.
  ③ 운동자신감 : 운동하는 습관을 유지하는 사람에게도 중요한 역할. 강도를 높여가면서 운동을 성공적으로 할 수 있는 능력에 대한 개인의 자신감(즉, 운동 자신감)은 운동빈도, 운동프로그램 지속 참가, 그리고 운동을 규칙적으로 하는 습관과 관계가 있는 것으로 나타났다.

(2) 운동에 대한 노력 : 운동 자신감이 높은 사람은 더 많은 노력을 할 것이라고 예상
(3) 운동과 자신감
  ① 성취경험은 자신감의 가장 중요한 원천이다.
  ② 자신감은 운동 의도, 운동 유지와 밀접한 관계가 있다.

8) 자신감과 심리상태

(1) 운동 의도
  ‣ 운동을 정해진 빈도와 지속시간에 따라 할 수 있다는 자신감이 강할수록 운동을 하겠다는 의도도 강해진다.
  ‣ 운동을 자신의 일과에 포함시키고 여러 방해(개인적, 사회적, 환경적 방해들)를 극복한다는 생각이 강할수록 운동을 하겠다는 의도가 강해진다.

(2) 기타 심리상태
  ① 자신감이 높은 사람은 우울감과 불안 수준이 낮다.
  ② 운동 자신감이 높은 사람은 운동을 한 후에 긍정적 정서는 높아지고, 부정적 정서는 낮아진다.
  ③ 자신감이 높은 사람이 더 낙관적이다.
  ④ 자신감은 자아 존중감과도 긍정적인 관계가 있다.

9) 자신감 기르기

[McAuley (1994)]
운동을 할 수 있다는 능력에 대한 스스로의 믿음을 극대화시킬 수 있는 경험을 해보는 것이 매우 중요하다. 운동 지도자는 자신감을 기를 수 있도록 프로그램을 계획하고 발전시켜야 한다. 그렇지 않으면 운동 참가자는 운동에 대해 부정적인 생각을 갖고 흥미를 잃게 될 것이다. 반면에 자신감을 강하게 심어주면, 운동 참가자는 보다 즐겁게 운동하고, 자신의 신체에 대해 보다 긍정적으로 평가하고, 더 많은 노력을 더 오랫동안 지속하게 될 것이다.

자신감 원천	자신감 기르기 전략
성취경험	‣ 운동 :(1) 트레드밀의 속도, 경사, 지속시간(2) 자전거 에르고미터의 저항과 지속시간(3) 웨이트 트레이닝에서 부하, 반복횟수, 세트수를 점진적으로 높여가기 ‣ 일상생활 : 직장, 학교갈 때, 심부름할 때 자동차 대신 걸어가기, 엘리베이터나 에스컬레이터 대신 계단 이용, 골프장에서 전동카트 대신 걷기
간접경험	‣ 나이, 신체특성, 능력이 비슷한 모델의 성공 장면을 담은 비디오테이프 보여주기 ‣ 지도자나 전문가가 시범을 보여주기 ‣ 다른 사람을 자주 관찰해 보도록 권유하기 ‣ 참가자를 모델로 해서 점차적으로 도움을 줄여도 어려운 과제를 수행하는 모습을 보여주기 ‣ 팀별로 또는 짝과 함께 협동활동 하기
언어적 설득	‣ 참가자에게 정보를 주거나 오리엔테이션을 해 주기 ‣ 건강관련 비디오테이프나 멀티미디어 자료 제공하기 ‣ 기사, 잡지, 책자, 팜플렛 제공하기 ‣ "버디시스템"과 단체사교활동으로 사회적 지원망 갖추기 ‣ 결석을 자주하는 사람에게 출석 권유 전화하기 ‣ 운동과 건강 게시판이나 뉴스레터를 만들어 정보 제공하기
신체상태	‣심박수, 땀, 근육통, 체중변화, 피로 등을 정확하고 긍정적으로 해석하도록 지도하기

※ 자신감 향상방법

1) **성공경험을 갖게 하는 것이다.**

성공경험을 주기 위해서 수행자를 모델에 참여하게 하는 방법인데, 수행자를 수행과제에 대해서 직접 모델이 되어 직접적인 수행지도를 받게 하거나 수행 시 보조자로 참여시키는 방법이다. 모델링에 참여하게 되면 시범이나 비디오테이프 등을 이용한 것보다 더 정확하고 섬세한 정보를 취득할 수 있다.

2) **목표설정의 조정이다.**

자신감이 넘쳐서 실수를 할 수 있는 선수에게는 더 높은 목표를 주어 자신감을 적당하게 유지해 줄 수도 있지만 자신감이 결여된 선수에게는 약간 낮은 목표를 설정해 주어 자신감이 상승할 수 있는 성공경험의 기회를 주어야 한다.

3) **자신있는 행동을 해야 한다.**

연습상황에서나 경기상황에서 자신있는 행동을 하는 것이 자신감을 갖게 해준다.

4) **긍정적인 생각을 하는 것이다.**

자신감을 상승시키기 위해서 '나는 할 수 있다', '나는 이길 수 있다' 등과 같은 독백을 통해서 자신감을 높일 수 있고 긍정적인 생각도 유도할 수 있다. 긍정적인 사고는 잠재력을 발휘할 수 있는 기초이며 활동의 강도나 지속력에 영향을 미치게 된다. 그리고 긍정적으로 자신있는 생각을 하게 되면 수행을 성공적으로 해낼 수 있는 확신을 주게 되고 이는 결국 자신감을 높여주게 되는 것이다.

2. 주의집중훈련

1) 주의집중이란

(1) 선수들은 경기장면에서 불필요한 단서에 주의를 집중하는데서 오는 여러 문제를 호소하기도 한다. 특히 불안수준이 높아짐에 따라 적절한 단서에 주의를 집중하기가 어려워진다. 어느 스포츠 종목에서 활약하느냐에 따라 요구되는 주의 유형이 다를 수 있다. 또한 주의를 한곳에서 다른 곳으로 빠르게 이동시키는 능력도 스포츠에서 요구되는 중요한 기술이다.

(2) 주의는 의식의 창이다. 감각에 의해서 감지되는 내적자극과 외적자극을 느낄 것이다. 이러한 것은 수의적 경로이든지 아니면 무의식적인 자동적 경로중의 하나

로 감지된다. 훈련의 시합상황 모두 동시에 주의를 필요로 한다.
▸ 주의 통제는 운동수행에 영향을 주는 자극들에 대해 효과적으로 대처하는 능력이다. 당신은 어떤 단서를 적절하고 부적절한지, 적절한 포커스를 언제 바꾸고 유지해야 하는지 그리고 주의 분산을 어떻게 다룰 것인가에 대한 결정을 해야만 한다.

(3) 주의집중은 적절한 초점을 선별하고 유지할 수 있는 능력이다. 이것은 한 번에 하나의 초점을 가지거나 현재 혹은 지금에만 초점을 두도록 한다. 주의집중은 모든 것을 통제할 수 있고, 과제에 대해 스스로를 직접 감독하는 동시에 다른 모든 주의 분산을 차단하는 능력이다. 당신의 주의에 대한 초점은 오직 수행에 대한 적절한 정보로 덮여 있어야 한다. 당신의 어떤 부적절한 혹은 잠재적으로 주의분산을 야기하는 정보로부터 적극적으로 분리할 필요가 있다.

(4) 재집중은 주의집중이 안될 때 집중하는 능력이다. 집중의 상실은 잘못된 시작으로, 팀이 혼란한 상황에 직면할 때, 경기 중에 예기치 않은 변화에 직면할 때, 혹은 불완전한 정보처리의 결과로 유발된다. 사진사가 장면의 변화에 따라서 렌즈의 초점을 다시 맞추듯이, 주의를 분산시키거나 방해하는 요인에 따라서 재집중 할 필요가 있다.

2) 집중력 향상 훈련

(1) 제1단계 ; 적정각성수준의 범위 찾기

멘탈트레이닝을 시작하여 트레이너가 우선 먼저 수행하여야 할 일은 선수의 적정각성수준의 범위를 찾아내는 일이다. 스포츠현장에서 운동수행을 가장 잘 할 수 있는 각성수준의 범위는 선수마다 각기 다르다. 상태불안으로 측정한 각성수준이 30점~40점, 40점~50점, 50점~60점의 범위 혹은 그 보다 더 높거나 낮은 범위 중 그 선수가 최상수행을 할 수 있는 범위가 어디인지를 찾아야 한다.

(2) 제2단계 ; 각성감지능력의 배양

경쟁장면에서 선수가 자신의 각성수준이 어느 정도인지를 감지하는 것도 쉽지 않다. 결정적인 경쟁장면에서 긴장을 하여 각성수준이 매우 높은 상태임에도 본인이 깨닫지 못하는 경우도 많다. 또한 많은 선수가 각성이 무엇인지, 긴장이 되면 어떻게 되는지 조차도 모를 수 있다. 각성의 개념과 이것이 경쟁장면에서 어떻게 작용하는 지에 대하여 이해시킨 후 경쟁장면에서의 자신의 각성수준을 감지할 수 있는 능력을 기르는 것이 중요하다.

(3) 제3단계 ; 순간이완기법의 개발 및 숙달

경기장면에서 각성수준이 높아서 집중이 잘 안되어 경기에 지장이 있을 것이라 생각되면 즉시 각성수준을 낮출 수 있는 순간이완기법을 개발하여 완전히 숙달할 필요가 있다. 이 역시 점진적 이완훈련을 하면서 트레이너의 지도를 받으면 3개월 정도의 훈련으로 익힐 수 있다.

(4) 제4단계 ; 심상카드의 개발 및 숙달

선수가 실전에서 경기하는 장면을 촬영하여 모델로 삼아도 될 만큼 잘 수행한 장면을 골라서 심상카드로 사용할 수 있다. 가능하면 기술 별로 대표가 될 만한 것을 선정하여 수없이 관찰한 후 심상을 하여 필요할 때에 언제나 사용할 수 있게 준비한다. 예를 들어 골프에서는 드라이브샷, 페어웨이우드샷, 아이언샷, 피칭샷, 치핑샷, 벙커샷, 롱펏, 숏펏등 8가지의 심상카드를 준비하는 것이 좋다.

(5) 제5단계 ; 행동루틴, 인지루틴 및 수행루틴의 개발 및 숙달

주의산만의 요인이 많아서 집중이 잘 안될 때를 대비하여 노련한 선수들은 습관적이고 규칙적인 절차와 동작인 루틴을 제작하여 수없이 반복 연습하여 숙달한 뒤에 시합에서 습관적으로 사용한다. 잘 만들어진 루틴은 불안을 감소시키고 집중력을 높이는 데 효율적이다. 루틴에는 스포츠기술로 이루어진 행동루틴과 호흡을 조절한다든가 혹은 심상을 한다든가 하는 등의 인지루틴, 그리고 이 두 가지를 종합하여 만든 수행루틴이 있다. 훌륭한 선수일수록 자신에게 적합한 수행루틴을 만들어 완전히 자동화될 수 있도록 반복연습 숙달

하여 경기에 임한다.

(6) 제6단계 ; 주의산만한 분위기하에서의 훈련 및 적용

완숙단계의 루틴이 만들어지면 주의산만 요소가 많은 환경 속에서 실제로 수행해 본다. 실제 경기 장면보다도 더욱 긴장된 환경을 조성하여 적응력을 기른다. 양궁대표팀이 경기가 진행되는 야구장에서 시합을 체험케 한다든가, 탁구대표팀이 아주 소란스런 체육관에서 경기를 체험케 하는 것은 좋은 예이다.

또한 연습시합에서 실제 경기에서처럼 연습을 하고 만족스러우면 실제 경기에서 사용한다.

V. 수행향상을 위한 심리적 전략

1. 심상훈련

1) 심상의 정의
- 심상이란 모든 감각을 동원하여 마음속으로 어떤 경험을 떠올리거나 새로 만드는 것이라고 정의할 수 있다(Vealey& Walter,1993).
- 심상훈련과 유사한 의미 : 정신연습, 또는 심리연습, 이미지트레이닝, 정신훈련, 상징적 시연, 시각화 등

2) 심상의 활용

심상이 적용되는 사례

1. 스포츠기술을 이해한다.

　심상의 용도로 널리 알려진 것이다. 심상을 이용하면 농구의 자유투 연습, 테니스의 서브연습, 수영의 각 부위별 동작연습, 골프의 스윙, 체조 동작 등 거의 스포츠동작 연습을 할 수 있다. 스포츠기술을 마음속으로 상상하면서 기술의 특정부분을 반복연습 할 수도 있고 실수한 부분을 선택하여 바로잡을 수도 있다. 심상을 다른 개념으로 쓰이는 이유가 여기 있다.

2. 전략을 연습한다.

　심상을 이용하여 개인 전략이나 팀의 전략을 연습할 수 있다. 예를 들어 가상의 상대선수가 가상 팀을 대상으로 농구의 수비형태, 탁구의 서브, 테니스의 리턴 등의 전략을 다양하게 연습할 수 있다.

3. 자신감을 향상시킨다.

심상은 자신감을 향상시키는 효과적인 방법이다. 자신감은 자신이 어떤 동작을 성공적으로 수행할 수 있다고 믿으면 높아진다. 과거에 성공적으로 수행을 한 장면을 떠올려서 그때에 좋았던 느낌들을 반복해서 수행하면 동작과 기술에 대한 자신감이 길러진다.

4. 집중력을 높인다.

심상을 이용하여 다가오는 시합에 대비하여 어디에 집중할 것인지를 계획할 수 있다. 시합집중 계획을 반복해서 상상하면 실제시합에 임했을 때 당황하지 않고 계획대로 실천할 수 있다.

5. 감정을 조절한다.

심상을 이용하면 시합 때에 자신이 과도하게 긴장되었거나 불안해졌던 상황을 떠올릴 수 있다. 그런 다음 심상을 통해 이와 같은 긴장과 불안을 유발시키는 상황에 긍정적으로 대처하는 자신의 모습을 상상한다. 심호흡을 한다거나 감정을 조절하는데 도움이 되는 말을 준비해서 사용하는 연습을 하면 감정을 조절하고 과제에 집중할 수 있다.

6. 부상회복을 도와준다.

심상을 이용하면 통증에 적절히 대처하고 부상부위의 회복을 촉진시킬 수 있다. 부상으로 신체연습이 불가능한 선수는 병상에서 자신의 처지를 비관할 것이 아니라 심상을 통해 다른 선수들이 하는 것과 같이 훈련을 해야 한다. 의사가 내린 진단에 비해 부상선수가 회복이 빠른 것은 회복기간에 심상을 했다는 사례보고가 있다. 실제로 육상선수가 경기 중 신체에 상당한 부상을 입고 수술을 받고 재활훈련과 더불어 심상훈련을 실시하여 소년체육대회에서 최고의 기록으로 우승한 실례도 있다.

7. 스트레스를 해소한다.

선수나 일반인은 여러 가지 이유로 스트레스를 받는다. 심상은 스트레스뿐만 아니라 시험, 면접 업무마감, 등과 같은 생활스트레스를 해소하는데 이용될 수 있다. 선수들은 스트레스상황에서 스트레스를 해소하는데 도움이 되는 이미지를 떠올리는 연습을 해야 한다. 꽉 묶여 있던 매듭이 풀리는 장면 파도치는 바닷가의 장면 삶은 국수의 유연한 모습 등을 떠올리는 것도 한 방법이다.

3) 심상의 효과를 설명하는 이론

(1) 심리신경근이론

심리신경근 이론에 따르면 심상을 하는 동안에는 뇌와 근육에는 실제동작을 할 때와 유사한 전기자극이 발생한다. 즉 어떤 동작을 마음속에서아주 생생하게 떠올리면 실제로 몸을 움직일 때와 비슷한 양상으로 심경자극이 근육에 전달된다. 심상을 할 때 전달되는 신경자극은 실제동작을 할 때와 비교하면 극히 미세한 수준이다. 따라서 심상하는 동안에는 실제동작을 그대로 닮은 아주 미세한 수준의 근육활동이 발생한다는 것이 이 이론의 핵심내용이다. 다시 말해 심상을 하면 실제동작을 하는 것과 똑같은 순서로 근육에 자극이 전달되어 '근육의 운동기억'을 강화시켜 준다는 것이다.

심상을 하면 근육에 전기자극이 발생한다는 사실은 Jacobson(1931) 에 의해 최초로 검증되었다. 그는 팔을 굽히는 동작을 상상하면 팔의 굴근에 미세한 수축이 발생한다는 것을 발견했다. Suinn(1980)스키선수를 대상으로 활강동작을 상상하게 하여 이 이론을 검증하였다. 그 결과 상상하는 동안에 발생한 근육의 전기적 활동은 실제동작을 할 때와 그 패턴이 비슷한 것으로 나타났다. 즉, 코스의 각 구간 중에서 , 턴을 하거나 굴곡지점을 지나는 순간에 근수축이 가장 높게 나타났다.

(2) 상징학습이론

상징학습이론에 따르면 심상은 운동의 패턴을 이해하는데 필요한 코딩체계의 역할을 한다는 것이다. 어떤 동작을 배우기 위해서는 그 동작을 수행하는데 필요한 것들에 대해 잘 알아야 한다. 모든 동작은 먼저 중추신경계의 부호로 저장되어야 한다는 것이다. 즉 어떤 동작에 대한 '청사진'이 있어야 동작의 수행이 가능해진다. 상징학습이론에 의하면 심상은 어떤 동적을 뇌에 부호로 만들어 그 동작을 잘 이해하게 만들거나 자동화시키는 역할을 한다. 예를 들어 체조선수가 심상을 이용하여 평균대동작의 순서와 방법을 숙달시킬 수 있다. 이때 심상은 그 선수의 '머릿속의 청사진'을 뚜렷하게 만들어 동작을 능숙하게 수행하도록 한다.

운동과제보다는 인지적인 부호화를 필요로 하는 인지과제를 대상으로 할 때 심상의 효과가 더 좋다는 결과(Feltz와 Lander, 1983; Feltz등, 1988)는 상징이론을 지지하는 것이다. 여기서 운동과제란 역기를 드는 것과 같이 인지적인 요소가 거의 없는 것을 말하며 인지과제는 바둑을 두는 것과 같이 인지적인 요소가 많은 것을 말한다. 또한 심상을 할 때 동작을 정신적인 부호화시키도록 했을 때 운동수행이 향상 되었다는 여러 연구들도 이 이론을 뒷받침하고 있다.

(3) 심리·생리적 정보처리 이론

심상에 대한 이론 중 최근에 소개된 이론으로 생물정보이론이라고도 불리는데 심상에 대해서 심리생리적인 접근을 한다. Lang(1977, 1979)에 의해 소개된 심리·생리적 정보처리이론에 따르면 심상 또는 이미지는 기능적으로 조직되어 뇌의 장기기억에 저장되어 있는 구체적인 전제라고 한다. 어떤 이미지를 나타내는 전제에는 자극전제와 반응전제 두 가지 형태가 있다. 자극전제는 무엇을 상상할 것인지에 관한 내용을 설명해 주는 것이며, 반응 전제는 삼상의 결과로 일어나는 반응을 나타내는 것이다.

예를 들어 게임종료 몇 초를 남겨놓고 자유투를 하는 것을 상상하면, 손에 공이 닿는 느낌, 바스켓의 모습, 그리고 관중의 소리 등은 자극전제에 해당한다. 한편 이러한 장면을 상상할 때 느끼는 슈팅 동작시의 팔의 긴장감, 호흡수의 증가, 불안감, 바스켓 속으로 빨려 들어가는 공의 모습 등은 반응전제가 된다. Lang의 심상에 관한 정보처리이론에서 가장 중요한 내용은 반응전제가 심상에서 핵심적인 부분이라는 사실이다. 심상을 이용하여 수행향상을 극대화시키기 위해서는 여러 반응 전제들을 불러일으키고 수정하고 강화시키는 것이 중요하다. 즉, 어떤 상황에 처해 있을 때 나타나는 반응 전제들을 떠올려서 어떤 기술을 완벽하게 조절한다는 느낌이 들도록 반복적인 수정을 할 때 수행이 향상된다.

이 이론은 심상훈련을 할 때 가능한 많은 반응전제들을 포함시키는 것이 좋다. 심상은 특정상황(예: 단거리출발, 실내수영장, 체조)뿐만 아니라 그 상황에 대한 행동반응(예: 팔에 힘을 주는 동작, 같은 페이스로 달리는 것), 심리반응(예, 자신감을 느끼는 것), 생리반응(예: 활력이 넘치는 것)등을 포함시켜야 한다. 이러한 반응을 포함시키면 심상의 이미지는 선명해지고 그 결과 몸에 심리생리적 변화가 생겨 수향향상에 도움이 된다는 이론이다.

4) 심상의 유형
(1) 내적심상 - 내적심상이란 자신의 관점에서 동작의 수행 장면을 상상하는 것이다.
(2) 외적심상 - 외적심상은 비디오카메라에 찍힌 모습처럼 자신의 동작을 외부의 관찰자 시점에서 상상하는 것이다.

5) 심상의 선명도와 조절력
심상을 할 수 있는 능력은 개인에 따라 차이가 있다. 칼라로 상상할 수 있는 선수도 있고 흑백으로 밖에 안 되는 선수도 있다. 심상은 다른 심리기술과 마찬가지로 연습을 통해 발달시킬 수 있다. 심상의 능력 중에서 가장 중요한 요소는 선명도와 조절력이다.

(1) 선명도 - 심상을 할 때 마음속의 이미지는 실제 이미지와 똑같을수록 좋다. 심사의 선명도(vivedness)가 높으려면 모든 감각이 동원되어야 한다. 경기장시설물, 체육관 바닥의 종류, 관중과의 거리 등 주변 환경을 최대한 자세하게 떠올리는 것이 좋다. 시합에서 실제로 느끼게 되는 불안감, 좌절감, 흥분, 분노, 등과 같은 감정도 모두 떠올린다. 선명도가 약한 사람은 심상을 이용하여 자신의 주변에 있는 장소나 물건부터 상상하고 점차 경기장면으로 옮겨간다.

(2) 조절력 - 심상을 할 때 선명한 이미지를 떠올려야 하며, 그 이미지를 원하는 대로 조절할 수 있어야 한다. 선명한 이미지를 떠올릴 수 있지만 그것이 실수하는 장면이라면 도움이 안 된다. 이미지를 원하는 데로 바꿀 수 있는 능력이 조절력(controllability)이다. 높이뛰기 바를 건드리는 장면, 골프공이 물속으로 떨어지는 장면, 테니스에서 더블폴트장면, 철봉을 놓치는 장면이 반복적으로 재생되면 조절력에 문제가 있는 것이다.

⇒ 이미지를 조절할 수 있어야만 실수하는 장면이 아니라 자신이 원하는 올바른 이미지를 상상할 수 있다.

6) 심상훈련 프로그램의 개발

단계 1 : 교육단계
심상훈련에 관한 오리엔테이션

단계 2 : 측정단계
선수의 심상능력 측정

단계 3 : 습득단계
선명도, 조절력, 감각지각능력 향상

단계 4 : 연습단계
선수의 요구에 따라 체계적 연습

단계 5 : 수정단계
심리훈련 프로그램의 평가 및 보완

< 심상 훈련 프로그램의 개발단계 >

7) 심상훈련의 시기

심상은 언제 어디서나 할 수 있지만 가장 적절한 시기는 새로운 기술을 배우는 데 필요한 시간적 여유가 많고, 승부의 압박감이 없는 비시즌 혹은 시즌 전이 좋다. 심리훈련은 다음과 같은 상황에서 유용하게 활용할 수 있다.

(1) 연습전후 - 연습전과 후에 약 10분 정도 심상을 하는 것이 좋다. 선수들이 10분 이상 집중하기 어려우므로 장시간 할 필요는 없으며 연습과 시합전후 예습, 복습의 목적으로 심상을 한다.

(2) 시합전후 - 심상을 통해 시합 때에 어떻게 하겠다는 것을 마음속으로 상상하면 시합에 대한 집중력이 좋아진다. 시합 전에 심상을 이용하여 동작이나 상대에 대한 반응을 섬세하게 다듬을 수 있다. 시합이 끝난 후에도 심상을 통해서 성공적인 장면을 생각해 보고, 그 장면을 선명하게 조절할 수 있도록 연습하면 그 동작에 대한 청사진이 그려진다.

(3) 휴식시간 - 휴식시간에 심상을 이용하여 다음 연습이나 시합에 대비할 수 있다. 슈팅을 한 후에 생기는 짧은 '휴식시간'은 심상을 이용할 수 있는 좋은 기회이다.

(4) 자유시간 - 집이나 기타 적당한 장소에서 심상을 할 수 있다. 연습전후에 마땅한 장소가 없어 심상을 할 수 없다면 집에 가서 10분 정도 심상훈련을 한다. 잠자리에 들기 전이나 아침에 일어나자마자 심상을 하는 선수도 있다.

(5) 부상기간 - 부상기간에 부상회복에 대한 긍정적인 장면을 떠올리면 부상회복에 도움이 된다. 또한 마라톤선수가 심상을 이용하면 고통을 극복하고 레이스 자체와 테크닉에 집중하는데 도움이 된다. 하루에 자세나 전문테크닉 동작을 몇 번 머릿속으로 떠올리는가? 주기적으로 일정한 시간에 심상훈련을 실시하면 부상회복과 새로운 기술습득에 많은 영향을 끼친다.

VI. 리더십, 팀 응집력과 스포츠 수행

1. 리더십이란?

▸ 리더십 : 설정된 목표를 달성하도록 개인과 집단에 영향력을 행사하는 행동과정을 의미한다.

2. 리더십이론의 3가지 접근

1) 특성적 접근(위인 이론) → 타고난다

리더의 개인적 속성을 강조. 위인(great man) 이론은 위대한 리더는 이상적인 리더가 되는데 필요한 타고난 특성을 가진다.

2) 행동적 접근(Cribbin,1972) → 학습된다

성공적인 리더는 집단을 효율적으로 이끄는 어떤 보편적인 행동 특성을 가지고 있어서, 이러한 행동 특성을 찾아내어 가르치면 누구나 훌륭한 리더가 될 수 있다고 한다. 리더십을 태어나면서 타고나는 특성이나 유전적인 소질이 아니라, 학습할 수 있는 하나의 성취라고 본다.

3) 상황적 접근 → 만들어진다

리더십을 결정하는 것은 리더의 특성이나 행동뿐 아니라 추종자의 태도와 능력, 그리고 리더십이 발휘되는 조직 내외의 상황들이다. 리더십을 지도자와 추종자의 상호 작용으로 보고, 그 상호작용은 그들을 둘러싸고 있는 상황 속에서 이루어지는 것으로 파악 가능하다.

(1) 상황부합이론 - 리더십의 효과성은 상황에 따라 결정된다. 어떤 상황에서나 효과적인 리더는 없다.
① 리더십의 유형
   - LPC점수 : 18개 문항을 구성원에게 질문하여 각 문항을 8점 척도로 측정
   - LPC 점수가 높은 사람 : 관계지향적 리더
   - LPC 점수가 낮은 사람 : 과제지향적 리더
② 상황변수
   - 리더와 구성원의 관계 : 관계가 우호적인가 비우호적인가에 따라서 효과적 리더십의 유형이 달라진다. 우호적이고 협동적인 관계, 지지하고 신뢰하는 좋은 관계에서는 리더십의 행사가 더욱 쉬워진다. 구성원에 대한 영향력을 보다 용이하게 행사하기 쉽다.
   - 직위권력 : 하나의 직위에 부여된 공식적이고 합법적인 권한. 즉, 직위권력이란 부하의 과제의 성과를 평가할 수 있는 권한, 평가결과에 따라서 포상이 처벌을 할 수 있는 권한이다. 이에 따라 효과적인 리더십 스타일이 변화하면 직위권력이 클수록 부하에 대한 리더십, 영향력 행사가 용이해진다.
   - 과제구조 : 과제의 구조화 정도로서 나타난다. 과제규정의 명확성, 과제 수행방법과 절차의 구체성, SOP의 구축정도가 기준이 된다. 과제의 구조와 정도가 높을수록 직무 중심적 리더십과 부하에 대한 리더십의 발휘가 쉬워진다.
③ 상황변수의 결합과 효과적인 리더십의 연계관계
   - 대표적 결합관계
     a. 리더와 구성원의 관계가 좋고 과제는 잘 구조화되어 있으며 직위권력이 많은 상황(유리한 상황)
        ⇒ **과제지향적 리더십**이 효과적

     b. 리더와 구성원의 관계는 나쁘고 과제는 구조화되어 있으며 직위권력이 많은 상황(적당히 유리한 상황)
        ⇒ **관계지향적 리더십**이 효과적

c. 리더와 구성원의 관계는 나쁘고 과제는 비구조화되어 있으며 직위권력이 적은 상황(매우 불리한 상황)
   ⇒ **과제지향적 리더십**이 효과적

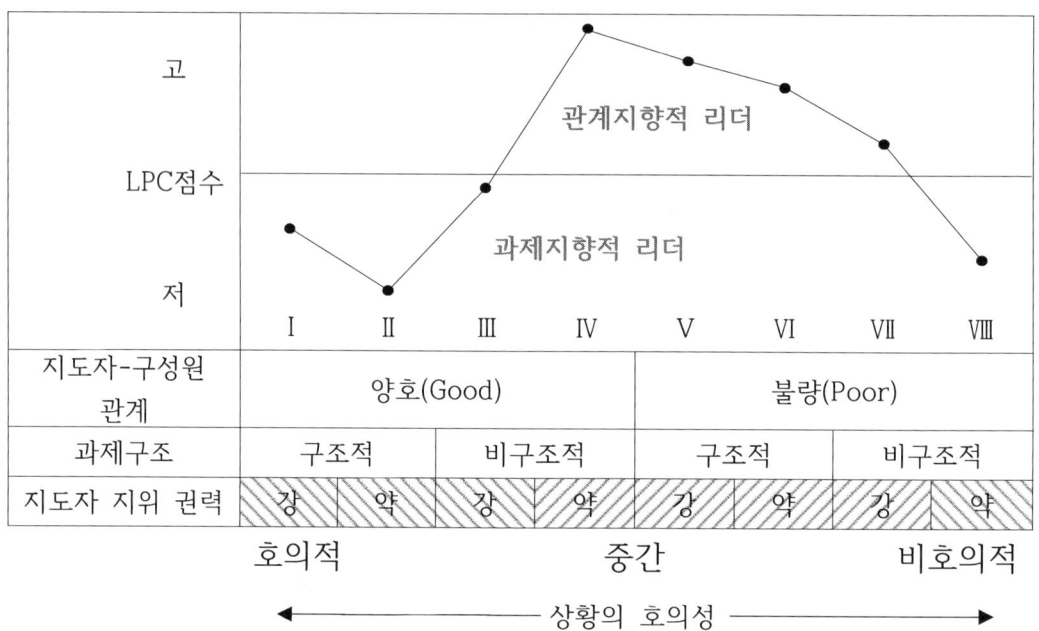

Fiedler의 상황에 따른 효과적인 리더십 유형
출처: 교육행정학원론, 윤정일외 3명, 학지사

④ 리더십의 효과성 방안
 - 관리자는 구성원에게 복귀의 만족, 원활한 커뮤니케이션, 포상에 대한 관심을 통해 구성원과 우호적인 관계를 유지할 필요가 있다.
 - 지도자의 직위권력 강화가 필요하다. 지도자에게 구성원의 행동에 영향을 미칠 수 있도록 상벌의 권한을 부여해야 한다.
 - 과제를 구조화할 필요가 있다. 과제에 관한 표준화된 규정과 절차를 개발해서 구성원의 업무와 역할을 명확히 할 필요가 있다.

(2) 스포츠 상황과 리더십
① 초/중등 학생에게는 과제지향이 낮고, 관계지향이 높아야 좋다.
② 고등학교 선수에게는 과제지향과 관계지향 모두가 높은 것이 효과적이다.
③ 대학생에게는 관계지향이 낮고 과제지향이 높은 것이 효과적이다.
④ 어린 선수일수록 관계지향의 리더십이 심리적인 발달이나 수행에 도움이 된다.

3. 다차원 스포츠 리더십 모형

‣ 세 가지의 리더십 행동이 일치할수록 수행결과와 선수만족에 긍정적인 영향을 미친다는 Chelladurai의 모형

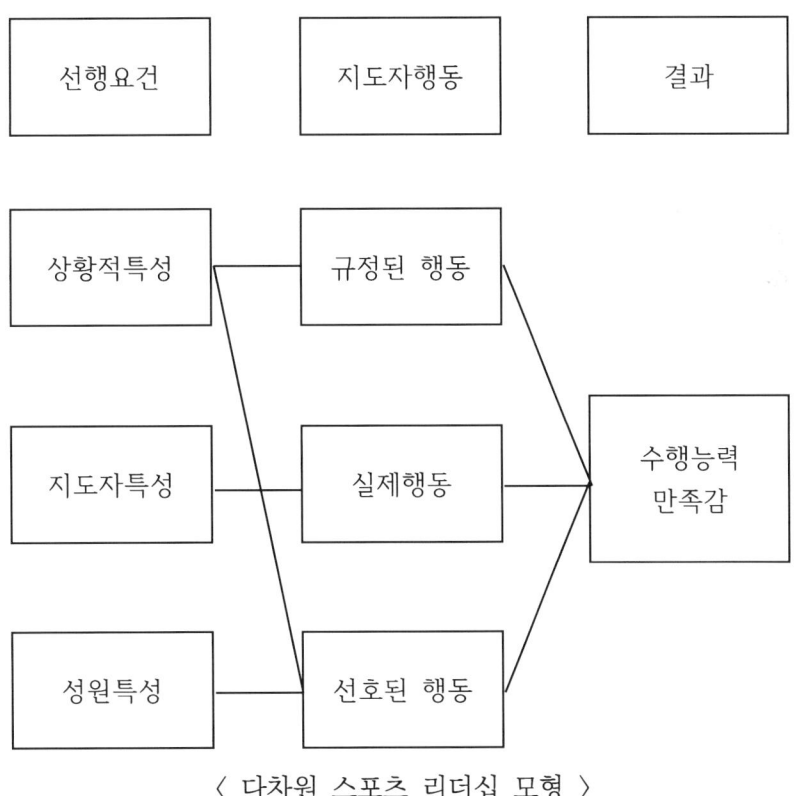

〈 다차원 스포츠 리더십 모형 〉

리더의 행동			결 과
규정된 행동	실제행동	선호하는 행동	
+	+	+	이상적(성과 및 만족)
-	-	-	자유방임(성과 및 만족:불확실)
+	-	-	리더추방
-	+	+	만족(성과 불확실)

4. 스포츠 리더십의 4요인

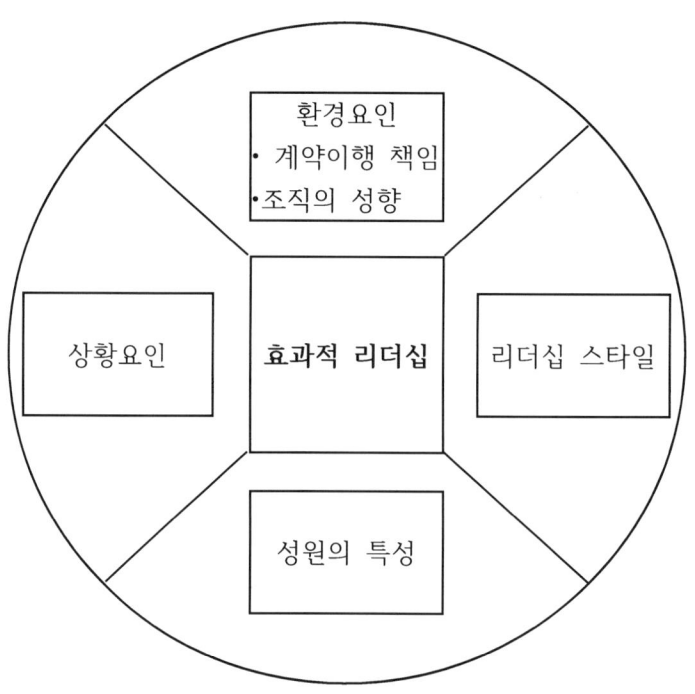

〈 효과적인 리더십을 구성하는 4요인 〉

1) 리더의 특성

훌륭한 리더가 갖고 있는 공통적인 특성으로 지능, 적극성, 자신감, 설득력, 융통성, 내적동기, 성공성취 동기, 내적 통제, 높은 자의식, 낙관주의 등을 들고 있다.

▸ 'VICTORY 모형'

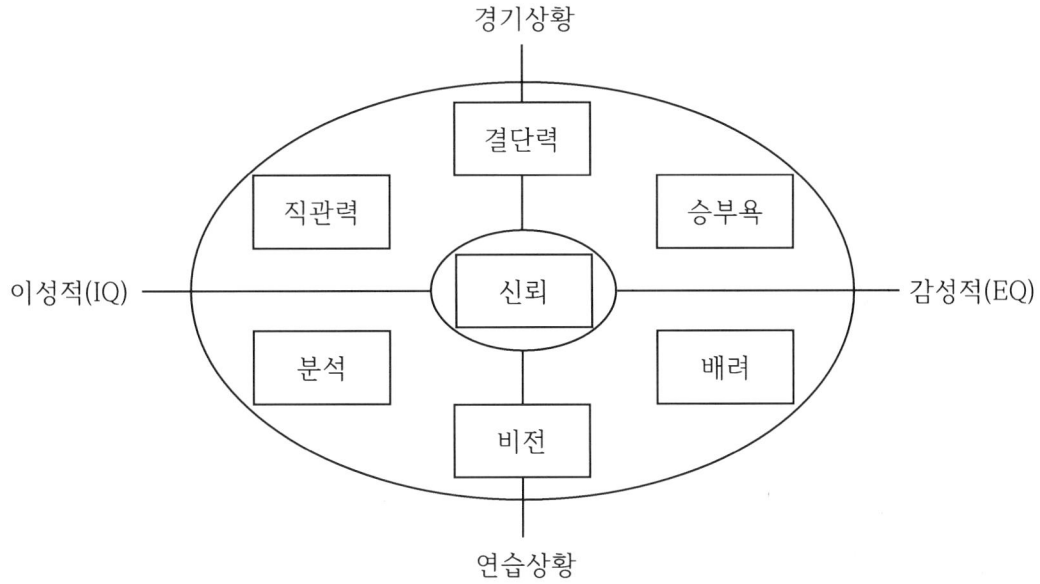

〈 연습상황과 경기상황에서 요구되는 리더십 : VICTORY 모형 〉

요인	설명
비전	지도자가 명확한 비전을 제시하여 지도자와 선수가 목표를 공유하는 것
분석	지도자가 항상 분석하고 학습하며, 팀 구성원의 역할을 명확히 정의하는 것
배려	팀의 성취수준이 높아지도록 선수 개개인을 사려 깊게 배려해 주는 것
신뢰	리더십의 가장 근본이 되는 것으로 선수의 신뢰와 존경
직관력	축적된 경험을 바탕으로 상황을 정확하게 판단하는 지도자의 능력
결단력	주변을 의식하지 않고 기로의 순간에 과감한 판단력으로 팀을 이끄는 추진력
승부욕	팀 구성원 사이의 이길 수 있다 또는 해낼 수 있다는 신념과 분위기

< VICTORY모형의 7가지 리더십 요인 >

2) 리더십 스타일

① 권위적 스타일 : 승리에 관심을 두고, 명령을 내리는 스타일이며, 과제지향적이다.
② 민주적 스타일 : 선수 중심적이고, 참여적, 협동적인 스타일이다.
⇒ 가장 바람직한 리더십 스타일은 융통성이 있으며 민주적 스타일도 아닌 주어진 상황에 가장 적합하도록 두스타일을 녹여 만든 것이 이상적인 리더십 스타일이다.

3) 상황요인 : 당면과제, 스포츠 유형, 팀 크기, 시간제약, 전통 등

4) 성원의 특성 : 선수의 성, 기술수준, 성격, 연령, 경력 등

5. 팀 응집력

1) 집단의 정의
- 경기의 승패에 영향을 주는 단결, 단체정신, 일체감, 팀워크 등의 용어를 포괄하는 공식적인 학술용어로 집단응집력 또는 응집력이라 한다.
- 응집이란 용어는 "함께 결합"시키거나 "점착"시키는 의미를 가진 라틴어에서 유래되었다.

※ "점착" 시킨다는 개념의 다양한 정의
- 응집을 분열력에 대한 집단의 저항으로 지각 - Gross와 Matin
- 집단 구성원들이 집단에 남아 있도록 유도하는 총체적인 힘의 장으로 정의 - Festinger, Schachter, Back
- 스포츠 팀 응집력을 집단의 목적과 목표에 추구하는 동안 구성원들을 함께 결합시키려는 집단의 성질을 반영하는 동적인 과정으로 간주해야 한다고 주장 - Carron

⇒ 응집력이란 집단을 구성하는 각 개인들의 상호작용이나 일체감없이 모인 군집과는 달리 애착과 전체집단에 대한 인력, 헌신의 정도를 반영하는 집단유지의 총체적인 힘이라고 할 수 있다.

2) 스포츠에서 팀과 개인의 수행
(1) 스타이너 이론
- 팀에 소속한 개인이 갖고 있는 능력과 팀이 어떤 성과를 나타내는지에 관한 이론

> 집단의 실제 생산성 = 잠재적 생산성 - 과정손실

- 잠재적 생산성이란 팀의 성원들이 갖고 있는 실력을 최대로 발휘했을 때 이룰 수 있는 최상의 결과

‣ 과정손실 - 조정손실(구성원 사이에 타이밍이 맞지 않거나 잘못된 전략으로 인한 손실)

　동기손실(코치와 선수 등 팀 구성원이 자신의 최대 노력을 기울이지 않을 때 생기는 손실)

⇒ 과정손실이 동일한 상태라면 필요한 자원을 더 많이 갖추고 있어야 팀의 수행이 높아진다.

　자원의 양이 같다면 과정손실이 적을수록 팀의 수행이 좋아진다.

　자원의 양이 많고 과정손실이 더 적을 때 수행이 좋아진다.

< 과정손실의 유형 >	
조정손실	동기손실
축구, 배구, 농구 등과 같이 선수들 사이에 협동이 중요한 역할을 하는 상호작용 종목	수영, 육상, 체조 등과 같은 공행종목

(2) 집단크기의 효과

‣ 집단크기가 응집력에 영향을 주는 효과

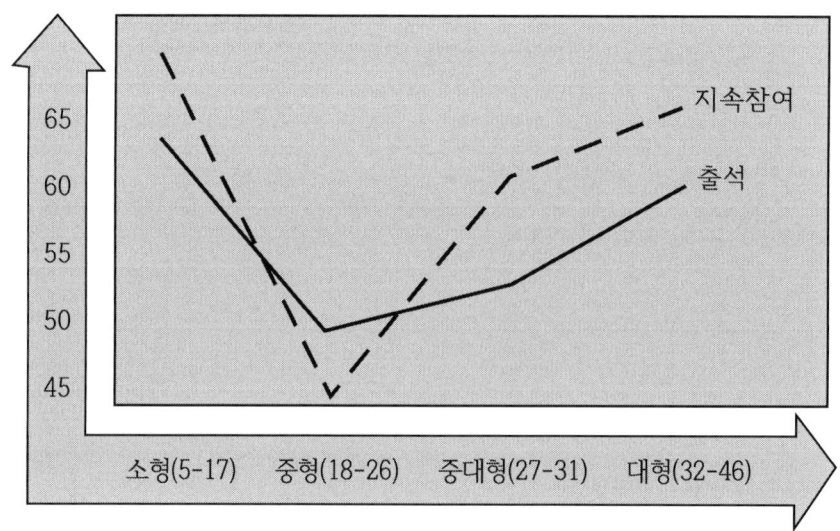

〈 반의 크기와 출석 및 지속참여의 관계 〉

(3) 링겔만 효과 (⇔ 시너지효과)
▸ 혼자일 때보다 집단에 속해 있을 때 더 게을러지는 현상 (사회적 태만)
▸ '나 하나쯤이야'
▸ 사회적 태만 현상

할당전략	혼자일 때 최대의 노력을 발휘하기 위해 집단 속에서는 에너지를 절약한다는 전략
최소화전략	가능한 최소의 노력을 들여 일을 성취하려는 전략
무임승차전략	집단 상황에서 개인은 남들의 노력에 편승해서 그 혜택을 받기 위해 자신의 노력을 줄인다는 전략
반무임승차전략	무임승차를 하는 것을 원하지 않기 때문에 자신도 노력을 하지 않는다는 전략

3) 사회적 태만의 극복

(1) 개인 노력의 확인 : 팀 속에서 개인이 얼마만큼의 노력을 했는지 확인할 수 있다면, 개개 선수는 더 이상 익명으로 남을 수 없기 때문에 사회적 태만이 줄어든다.

(2) 사회적 태만 허용 상황의 규정 : 지도자는 선수들이 체력의 소모를 최소로 하면서 동료 선수에게는 피해를 주지 않도록 경기하는 전략을 가르쳐줄 필요가 있다.

(3) 선수와 대화하기 : 선수가 100% 노력을 발휘하지 않는 까닭을 알아내기 위해서는 선수의 입장을 알아야 한다.

(4) 개인의 공헌 강조하기 : 각자가 팀에서 어떤 책임이 있고, 팀을 위해 무슨 일을 할 수 있는지를 생각할 수 있는 기회를 마련해야 한다.

> **< 사회적 태만을 방지하는 방법 >**
>
> 1. 누가 얼마나 노력했는지를 확인할 수 있도록 한다.
> 2. 팀 내의 상호작용을 촉진시켜 개인의 책임감을 높인다.
> 3. 목표설정을 할 때 팀 목표와 개인 목표를 모두 설정한다.
> 4. 사회적 태만이 일어나지 않도록 대화의 창을 열어둔다.
> 5. 개인의 독특성이나 창의성을 발휘하여 팀에 공헌하도록 한다.
> 6. 일시적으로 동기가 떨어지는 것은 누구에게나 일어날 수 있다고 생각한다.
> 7. 포지션을 바꾸어 연습시켜 태만이 팀 전체에 미치는 영향을 깨닫게 한다.
> 8. 재충전을 할 수 있도록 강도 높은 훈련 뒤에는 휴식시간을 준다.

4) 응집력의 정의

(1) 응집력 : 응집력이란 "집단의 성원을 집단에 머무르도록 작용하는 힘들의 총합"

(2) [Carron(1982)] 집단의 목표를 달성하기 위해 집단이 결속되고 단결된 상태로 남으려는 경향에 반영된 역동적인 과정

(3) 응집력의 특징

① 응집력은 다차원적인 개념이다 - 다차원이라 함은 팀의 성원을 한 데 묶어주는 요인이 다양하다는 뜻이다.

② 응집력은 역동적인 것이다 - 응집력은 시간에 따라 어느 정도 변화하며, 팀의 발전 단계에 따라 응집력에 영향을 미치는 요인이 달라진다.

③ 응집력은 수단적인 것이다 - 응집력은 목표를 갖는 집단이 형성되는 동기가 된다.

④ 응집력에는 정서적 측면이 포함된다 - 집단의 성원 사이에는 어느 정도의 사회적인 관계가 존재한다.

5) 응집력의 결정요인과 결과

▸ 응집력은 상황 요인, 개인 요인, 리더십 요인, 팀 요인에 의해 결정된다.

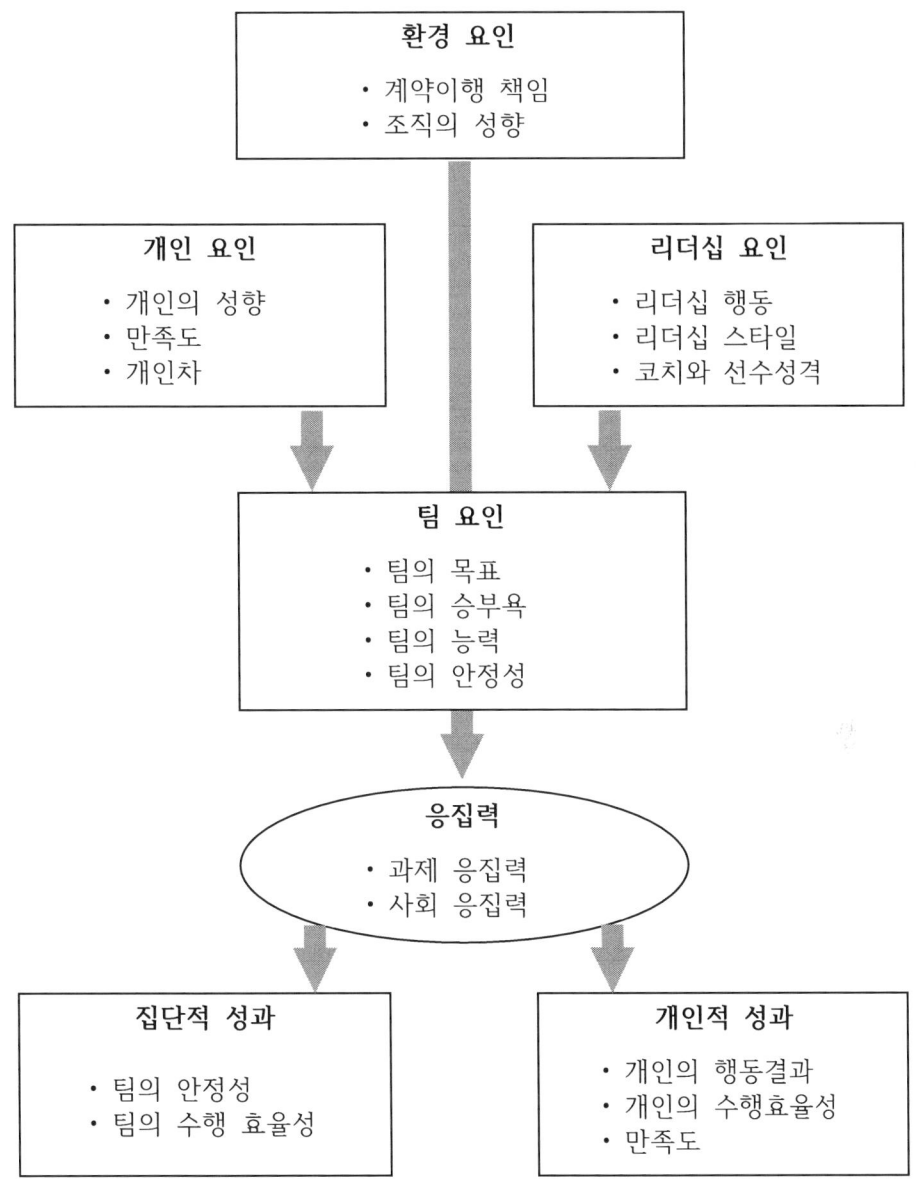

〈 응집력의 개념모형 〉

(1) 상황요인 : 응집력에 영향을 주는 환경적인 요인을 말하는 것으로, 팀에 소속된 선수의 수, 팀과의 계약조건, 장학금을 받는 선수의 수, 출전 회수 제한규정, 스포츠센터의 회비 등
(2) 개인요인 : 선수들이 갖고 있는 개인적 특징으로 성, 참가동기, 사회적 배경 등
(3) 리더십 요인 : 팀 리더가 어떤 스타일의 리더십을 발휘하는가 (권위적 스타일, 민주적 스타일)
(4) 팀 요인 : 개인 및 단체 종목의 여부, 팀의 연습 분위기, 팀의 성취동기, 팀 안정성, 팀의 기록 등
(5) 집단적 성과 : 팀의 수행뿐만 아니라 노력투입이나 결석과 같은 요인 포함하며 팀 응집력과 팀 수행 사이는 긍정적인 관계를 보인다.
(6) 개인적 성과 : 팀 응집력은 팀 구성원 개개인의 심리상태에도 영향을 미치며, 응집력이 높을수록 팀과 시합에 대한 개인의 만족도가 높아진다.

6) 응집력의 측정

(1) 응집력의 차원
① 과제응집력 : 구성원들이 공동의 목표를 성취하기 위해 협동하는 정도
② 사회응집력 : 팀 성원들이 서로 좋아하고 같이 어울리려는 정도

(2) 팀 응집력 질문지

[Martens 등(1972)] 스포츠응집력질문지 Sports Cohesiveness Questionnaire, SCQ
 (1) 개인과 개인사이의 매력
 (2) 개인과 팀 사이의 관계
 (3) 팀 전체에 대한 평가
⇒ 응집력을 다차원적으로 보지 않고 응집력의 한 차원인 사회응집력만을 다루고 있으며, 신뢰도와 타당고가 확보되지 않았다.

[Yukelson 등(1984)] 다차원스포츠응집력도구 Multidimensional Sport Cohesion Instrument, MSCI
 (1) 집단에 대한 매력
 (2) 목표의 일치성
 (3) 팀워크의 수준
 (4) 역할의 가치 인정
⇒ 사회응집력과 과제응집력이 모두 포함되었고, 다차원적으로 측정한다.

[Widmeyer 등(1985)] 집단환경질문지 Group Environmental Questionnaire, GEQ
 ‣ 개인측면과 집단측면
 ‣ 과제측면과 사회측면

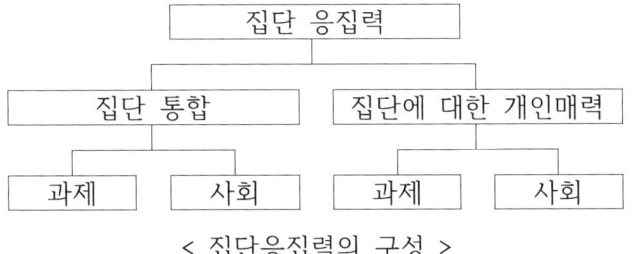

< 집단응집력의 구성 >

‣ 집단 통합 : 개인이 집단 자체를 하나로서 어떻게 인식하는가를 의미
‣ 집단에 대한 개인 매력 : 집단에 대해서 개인적으로 어떻게 느끼고 있는가를 의미
‣ 과제 측면과 사회 측면 : 집단의 구성원이 어떤 이유 때문에 집단에 머무르려고 하는가를 구분

(3) 교우도

‣ 응집력 중에서 사회응집력을 측정하는 도구

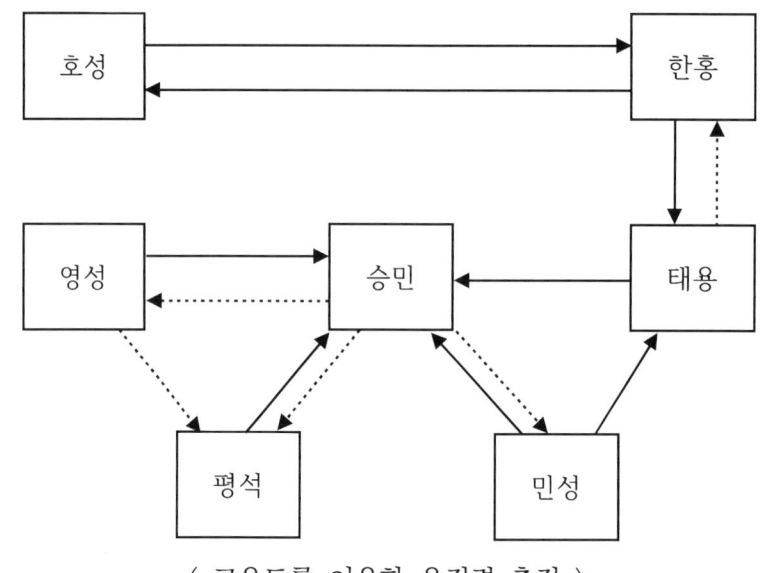

〈 교우도를 이용한 응집력 측정 〉

‣ 지도자가 대인관계를 미리 파악하면 불화, 갈등, 파벌 형성 등을 미리 예방하는 조치를 취할 수 있다.

7) 스포츠 종목과 응집력

공행종목	공행-상호작용	상호작용 종목
• 양궁 • 볼링 • 골프 • 사격 • 스키	• 미식축구 • 야구 • 조정 • 육상 • 수영(계주)	• 농구 • 축구 • 배구 • 필드하키 • 아이스하키

낮다   중간   높다
응집력 요구수준

< 스포츠 종목에 따른 과제 응집력 요구 수준 >

8) 응집력에 영향을 미치는 기타요인

(1) 팀의 응집력은 개인의 만족도에 영향을 미친다.
(2) 응집력이 높은 팀은 동조와 응종 수준이 높다. 동조란 주위 사람들이 하는 것을 자발적으로 따라 하는 행위를 말하고, 응종이란 외부 압력이나 명령에 복종하는 행동을 일컫는다.
(3) 팀의 안정성이 높을수록 응집력이 강하다.
(4) 응집력은 역할수용 및 역할 명료성과 관계가 있다. 역할수용은 집단에서 개인이 맡은 역할에 대해 스스로 만족하는 정도를 의미하며, 역할 명료성은 자신의 책임에 대한 이해 정도를 말한다.

9) 응집력과 건강운동 참가

요인	사례
독특성	반 이름 갖기, 반 티셔츠 만들기, 반 포스터나 슬로건 만들기
개인위치	체력수준에 따른 수영장 분할, 실력에 따라 동작 바꿔주기, 위치 선택권을 부여하기
집단규범	구성원 상호간 자기소개, 파트너 역할해 주기, 팀 목표 설정하기
개인헌신	2~3인이 그날의 목표 설정하기, 신입회원 도와주기
상호작용	서로 소개하고 파트너와 함께 운동하기, 옆 사람에게 자신을 소개하기, 5명 정도가 한 조가 되어 운동하기

< 건강운동 상황에서 집단 응집력을 향상시키는 방안 >

10) 팀 응집력 기르기

(1) 지도자의 역할
▸ 팀 내의 갈등을 해소하도록 정기적으로 팀 회의와 모임의 기회를 갖는다.
▸ 개인의 노력이 팀 성공에 어떤 역할을 하는지 설명해 준다.

- 약간 어려우면서 실현 가능한 팀 목표와 개별목표를 설정하도록 선수들을 지도한다.
- 팀의 하위 단위(예: 수비수, 공격수, 신입생 등)별로 긍지와 자부심을 길러준다.
- 학연, 지연, 학년 등을 바탕으로 파벌을 만들지 않도록 한다.
- 다른 팀과는 다른 특별한 느낌을 갖도록 팀의 정체성을 찾아준다(예: 유니폼, 모임 등).
- 선수들 사이의 친밀한 분위기를 해치지 않도록 갑작스런 선수이동은 피한다.
- 팀 분위기를 주도하는 공식적, 비공식적인 리더를 파악하고 긴밀한 관계를 유지한다.
- 팀 구성원의 개인적인 사항(예: 생일, 좋아하는 것 등)을 알고 배려해 준다.
- 실수에 대해 질책하기 전에 개인이나 팀의 긍정적인 면을 먼저 부각시킨다.

(2) 구성원의 역할
- 연습과 시합 때 항상 100% 노력하는 모습을 보여 헌신과 전념의 모범이 되도록 한다.
- 팀 동료, 특히 새로운 동료를 개인적으로 이해하기 위해 힘쓴다.
- 실수에 대해 남의 탓하지 말고 건설적인 변화의 계기로 삼는다.
- 동료 간에 칭찬과 격려를 많이 해준다.
- 갈등이나 불만이 있으면 자신의 주도로 짧은 시간 내에 해결하도록 노력한다.
- 대소사를 구별 말고 동료들의 일을 함께 도와서 처리해 준다.

Ⅶ. 스포츠 참가를 통한 심리 발달

1. 스포츠를 통한 사회성과 도덕성 발달

1) 스포츠를 통한 사회성과 도덕성 발달
- 적절한 사회적 행동의 발달은 어린이가 스포츠를 '하기 전'에 시작된다.
- 부모와 형제자매는 유아, 걸음마 아기 그리고 어린아이에게 좌절시키는 반응을 수용할 수 있는 방법에 관한 중요한 정보를 제공한다.

예) 물고, 때리고, 꼬집고, 차는 것은 어린이가 보복하기 위한 방법으로써 배운 것이 아니다. 이러한 행동은 다른 사람에게 상처를 입히고, 아이들이 부적합하게 행동할 때 놀이는 종종 중단되기 때문이다.

⇒ "게임"의 유지와 할 수 있는 한계점을 배우는 것은 다른 어린이와 어떻게 성공적으로 상호작용을 하는가를 배우는 한 가지 방법이다.

2) 스포츠 참가는 규칙 준수뿐만 아니라 팀 동료와 상대편과 협동하는 것을 배움으로써 사회적 유능성의 학습으로 이어진다.
- 협동이 없다면 게임은 계속 진행되지 않는다.
- 부모 : 자신의 아들과 딸에게 사회적 능력을 배울 수 있는 기회를 제공해 주어야 한다.(높은 수준의 지각된 유능성의 결과는 아동들에게 똑같이 중요하다.
- 코치 : 정적 피드백을 이용하여 사회적 유능성 발달을 촉진할 수 있다.(긍정적 접근을 이용하여 오차를 수정하는 것은 어린이로 하여금 계속해서 연습하게 하고, 특히 자긍심이 낮은 유소년들의 자긍심을 높인다.

※ 코치와 부모는
(1) 어떤 행동이 왜 옳고 어떤 행동이 왜 잘못된 것인지 가르칠 기회로서 스포츠를 이용해라.

(2) 정직함의 중요성에 대해 말해줘라.
(3) 자신의 행동에 책임을 지도록 북돋아 줘라.
(4) 어린이에게 자신의 동료와 상대편과 심판을 존경하도록 가르쳐라.

2. 21세기 유소년 스포츠의 심리학적 접근

1) 유소년 스포츠 참가를 위한 심리적 준비
(1) 동기, 정서 그리고 인지적 준비
(2) 신체적 성숙 준비
(3) 지식과 기술수준
(4) 스포츠 유형

2) 유소년 스포츠 참가의 심리적 이득과 이험
- 이점 : 참가자 자긍심의 증가, 신체적 복지감(안녕감), 동료의 인정, 지각된 유능성, 도덕적 발달, 스포츠맨십, 사회적 결과 등
- 위험 : 경쟁스트레스, 불안, 낮은 자긍심, 도덕성 유능성의 감소, 수면부족, 식욕감소, 스포츠에서의 포기 등
BUT 스포츠 참가의 위험과 이점은 참가에 대한 심리적 준비의 정도에 달려있다.

3) 유소년 스포츠에서 성인의 역할
- 부모의 지지 : 내적동기의 높은 수준, 스포츠 참가의 지속성, 스포츠에 입문과 크게 관련
- 부모의 압력 : 높은 스포츠 불안, 낮은 즐거움과 관련
- 긍정적 코칭 접근 : 높은 자긍심

PART 03. 운동학습

03

에듀컨텐츠·휴피아
CH Educontents·Huepia

Ⅰ. 운동학습의 단계와 단계별 지도방법

1. 운동학습의 개념

1) 운동학습의 정의
(1) 정보처리적 관점 : 도식(회상도식, 재인도식)
(2) 다이나믹 시스템 이론 : 효율적인 협응구조
(3) 생태학적 관점 : 지각과 동작 간의 협응

2) 운동학습의 특징
(1) 숙련된 운동수행을 위한 개인능력의 비교적 영구적인 변화를 유도하는 일련의 내적과정
(2) 운동학습 과정 그 자체를 쉽게 관찰할 수 없다.
(3) 운동학습은 반드시 연습이나 경험에 의해서 나타나는 현상을 말하며 성숙이나 동기 또는 훈련에 의한 변화는 포함하지 않는다.
　⇒ 운동학습은 개인적 특성을 바탕으로 연습이나 경험을 통해 과제와 환경적인 변화에 부합하는 가장 효율적인 협응동작을 형성시켜 나가는 과정을 말한다.

3) 운동학습과 운동수행
(1) 운동수행은 특정한 목적을 가지고 수의적으로 생성된 동작을 말한다.
(2) 운동학습은 비교적 안정적이고 일관적인 특성을 갖는 내적인 변화를 말한다.
(3) 수행곡선
　① 직선형 : 기술의 난이도가 어려울수록 직선의 기울기가 낮아진다.

② 볼록형 : 부적 가속 곡선. 비교적 쉬운 과제. 신경작용이나 협응성이 요구되는 운동의 연습

③ 오목형 : 정적 가속 곡선. 복잡하고 어려운 과제. 근력의 증대가 주요한 원인이 되는 운동의 연습

④ S자형 : 정적, 부적 가속 곡선의 혼합

(4) 파워법칙의 제한점

① 파워 법칙은 종속변인으로 시간을 사용하였을 경우에 전형적으로 나타나는 것으로, 다른 운동수행 변인에 대해서는 이 법칙이 적용되지 않을 수도 있다는 것이다.

② 협응 형태의 질적인 변화는 이 법칙과 일치하지 않는다.

③ 파워법칙을 따르는 수행곡선은 주로 연습의 중간 단계에서의 수행 결과에 대한 정보를 제공할 뿐, 연습 초기나 후기에서의 수행 변화에 대한 정보는 구체적으로 제공하지 못하고 있다.

(5) 고원의 원인과 극복방안

① Siger의 고원의 원인 : 습관의 위계(위계적 구조는 기능을 학습하는 과정에서 아래 단계에서 상위의 단계로 올라가는 과도기에 일어난다.)

② Magill의 고원의 원인

  a. 습관의 위계, 동기의 저하, 피로, 주의력 결핍

  b. 상한효과 : 쉬운 과제의 경우 초기에는 급격한 향상으로 보이고 이후 X축과 평행한 경우

  c. 하한효과 : 어려운 과제의 경우 수행 곡선 초반부에 X축에 평행한 경우

③ 고원의 원인별 처치

  a. 흥미나 동기저하, 지루함 : 흥미있고 열성적이고 새로운 연습방법

  b. 피로 : 연습중단

  b. 잘못된 단서 이용 : 절절한 단서에 주의집중

  c. 정서적 문제 : 진보속도 늦추고 연습의 안정성 제공

  d. 기대수준의 저하 : 학습자가 달성할 수 있는 최대의 목표설정

  e. 신체적 준비부족 : 학습자의 신체적 발달과 과제요구를 분석

(6) 슬럼프
① 피로나 질별 : 적절한 휴식
② 운동 감각적 정보를 제대로 처리하지 못하는 경우 : 적절한 피드백
③ 운동 동작 패턴에 고정적인 오류 : 효과적 동작 패턴의 연습
④ 자신의 동작 패턴을 바꿀 때 : 새로운 운동패턴의 고정화 및 자동화
⑤ 근력이 약화되거나 협응이 잘 이루어지지 않을 때 : 근력 트레이닝

2. 운동학습의 과정

1) 움직임의 역동성에 대한 지각
(1) 운동기술의 학습 과정은 자신이 수행하게 될 운동기술 동작을 보는 것으로 시작된다.
(2) Newell은 신체의 움직임
① 절대적 운동 : 움직임에 동원되는 각각의 자유도의 시·공간적임 움직임을 말
② 상대적 운동 : 다른 사지 분절의 움직임에 대한 특정한 사지 분절의 상대적 움직임을 의미한다.
③ 공통적 운동 : 시간이나 흐름에 따라서 모든 자유도가 동원된 시스템 전체의 움직임을 말한다.

2) 움직임 구성수준의 결정과 운동구조의 형성
(1) 장력의 수준 : 동작에 대한 자세조절이나 균형유지와 관련이 있다.
(2) 근육과 관절의 연결 수준 : 사지의 근육활동을 조절하여 사지 분절 간의 기본적인 공동작용을 조직하게 된다. 이 수준에서 가장 큰 특징을 움직임이 안정된 형태를 유지하려고 하는 것이다.
(3) 공간 수준 : 환경적 요구에 대처하기 위하여 협응 형태를 변화시키는 적응성을 제공하는 것이다.

(4) 동작 수준 : 자유도와 관련하여 협응 형태에 대한 한계 조건을 제공하고 움직임의 구성 요인 간 순서를 결정하는 것과 관련되어 있다.

3) 오류수정

(1) 오류수정 과정은 움직임 자체에 대한 느낌과 감각 오류를 내부적으로 어떻게 느낄 것인가에 대한 해답을 찾는 과정이라고 할 수 있다.
(2) 적절한 오류수정 과정은 자신도 모르게 발달하기도 하지만, 기술 수행에 주의를 기울임으로써 그 발달 속도를 가속화시킬 수 있다.
(3) 초보자는 어떤 감각 정보가 적합한지를 모르고 있는 경우가 대부분이다. 따라서 이러한 시기에는 주로 시각이나 청각과 같은 외부의 정보에 민감한 감각 기관에 의존하게 된다. 그러나 기술 수행이 향상됨에 따라서 점차 근육과 관절 수준에서의 자기수용 감각 정보를 더 활용할 수 있게 된다.

4) 자동화와 안정성의 획득

(1) 운동기술 수행에서 자동화 과정은 수행의 갑작스런 질적인 변화로 나타난다. 이러한 운동기술 수행의 자동화 상태에 도달하기까지는 다른 학습 과정보다 훨씬 많은 시간과 노력이 필요하게 된다.
(2) 수행의 안정성은 운동의 숙련성을 평가할 수 있는 기준이 되는 것으로, 다양한 상황에서 자신의 기술 수준을 유지할 수 있는 능력을 말한다.
(3) 전환 능력은 기술 수행의 안정성에 부정적인 영향을 주는 피로나 내·외적 요인에 대하여 효과적으로 대처할 수 있는 능력을 말한다.

3. 운동학습의 단계

1) Fitts & Posner

(1) 인지단계 : 운동기술의 특성 이해, 과제수행 전략 개발, 교사는 설명과 시범

(2) 연합단계 : 과제수행 전략 선택, 잘못된 수행에 대한 해결책, 교사는 피드백
(3) 자동화 단계 : 의식적 주의 없이 기술동작 수행, 교사는 질적 정보 제공

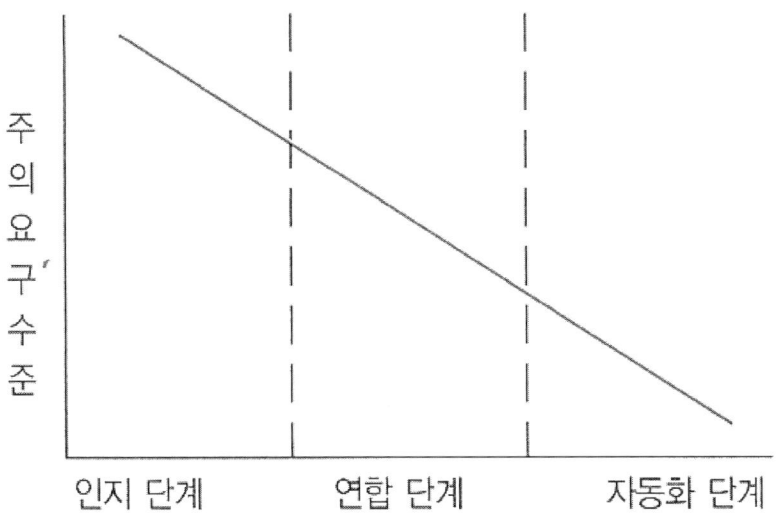

〈 운동학습 단계에 따른 주의 요구량 〉

2) Adams

(1) 1단계 : 언어·운동단계 (Fitts의 인지적 단계 또는 Gentile의 동작에 대한 관념 획득 단계에 해당)
(2) 2단계 : 운동단계 (Fitts의 자동화 단계, 그리고 Gentile의 고정화, 다양화 단계에 해당)

3) Gentile

(1) 움직임 개념 습득 단계
① 개방/폐쇄기술에 상관없이 그 기술의 목표달성에 필요한 기본 동작의 유형을 개발하는데 중점 (조절조건에 주의, 비조절조건에 대한 무시)
② 폐쇄기술은 습관화된 반응, 개방기술은 다양한 반응

(2) 고정화 및 다양화 단계
  ① 폐쇄기술은 운동학습에 따른 고정화. 즉, 일관된 수행 : 연습조건과 시합장면 동일하게 마련해 고정화 과정
  ② 개방기술은 운동학습에 따른 다양화. 즉, 비일관된 수행 : 연습조건을 다양하게 변화시켜 예측력이나 적응력 향상

4) Bernstein

(1) 자유도 고정 단계 : 동작수행에 동원되는 신체의 자유도수 제한
  ① 운동동작을 수행하는 데에 동원되는 모든 관절의 각도를 일정하게 유지
  ② 두 개 이상의 관절의 움직임을 시간적으로 제한하여 완전히 일치된 움직임으로 나타나게 하는 것
    ⇒ 자유도를 고정함으로써 운동수행을 위하여 제어해야 할 역학적인 자유도의 수를 효과적으로 감소시켜 움직임과 관련된 수많은 요소들을 단순화시키게 된다.
(2) 자유도 풀림 단계 : 자유도수를 풀어서, 사용가능한 자유도수 늘림
  ① 학습자가 고정했던 자유도를 다시 풀어서 사용가능한 자유도의 수를 늘리는 것
  ② 모든 자유도를 결합하여 동작을 위해서 필요한 하나의 기능적인 단위를 형성
  ③ 학습자는 이 단계에서 환경과 과제의 특성에 따른 운동수행의 다양성을 이룰 수 있게 된다.
(3) 반작용 활용 단계 : 신체 내외적 힘을 활용하여 효율적인 동작 형성
  ① 수행자와 환경의 상호작용으로 인하여 관성이나 마찰력과 같은 반작용 현상이 나타난다.
  ② 신체의 내외적으로 발생하는 힘을 활용하여 보다 효율적인 동작을 형성하기 위해서는 자유도의 풀림단계보다 더 많은 여분의 자유도를 활용할 수 있어야 한다.

③ 학습자는 지각과 동작의 역동적인 순환관계를 끊임없이 수행해 가면서 변화하는 환경 상황에 대처하여 보다 숙련된 동작을 발현할 수 있게 된다.

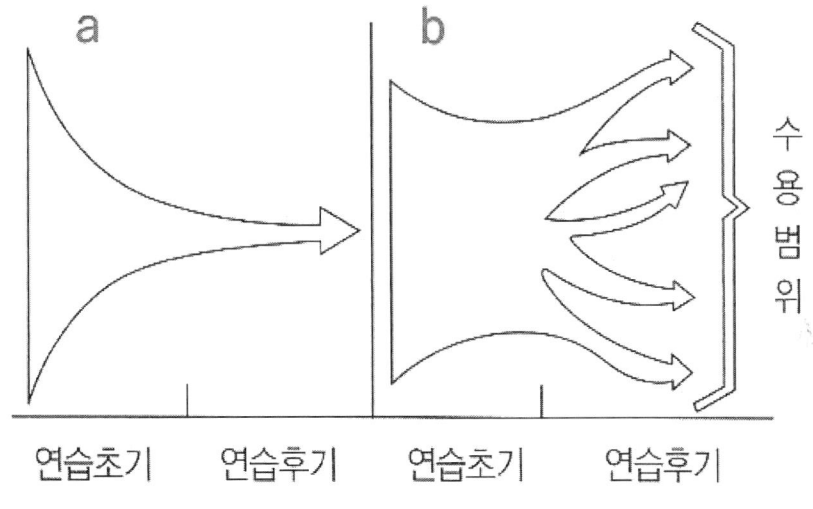

〈 폐쇄 개방운동기술의 학습과정 〉

5) Newell

(1) 협응단계 : 학습자가 과제의 목표를 달성하기 위하여 필요한 기본적인 협응 동작을 형성하는 과정이다.(자유도 고정, 풀림)

(2) 제어단계 : 매개변수화 과정으로 수행 상황의 요구에 맞게 운동학적 또는 운동역학적 수치들을 기본적인 협응형태에 부여하는 것이다.(반작용활용 단계)

6) 초보단계, 중급단계, 상급단계의 일반적인 특정

(1) 초보단계는 운동 종목을 처음 접하게 되는 단계로써, 먼저 그 종목과 관련된 운동기술의 특성을 이해하고, 그 과제를 수행하기 위해 사용되는 전략을 개발해야 한다. 따라서 이 단계에서는 수행에 필요한 많은 정보에 대한 인지적인 처리과정이 요구된다. 초보단계에서는 지도자나 동료의 시범이나 언어적인 설명과 함께 가능한 한 수행자가 많은 경험을 통하여 다양한 감각정보를 스스로 느끼게 하는 것이 매우 효과적인 방법이 될 수 있다.

(2) 중급단계는 잘못된 동작을 해결할 수 있는 방법을 스스로 찾아나갈 수 있게 된다. 따라서 상황에 맞게 자신의 동작을 적절하게 바꿀 수 있게 되고, 동작의 일관성과 정확성이 점차 증가하여 궁극적으로는 수행력이 향상된다. 또한, 초급 단계에 비하여 신체의 많은 자유도를 활용하게 되어 보다 부드럽고 자연스러운 동작이 나타나게 된다.

(3) 상급단계는 특정 운동 기술에 매우 숙련된 상태로, 동작에 대하여 의식적으로 주의를 기울이지 않고서도 그 기술을 수행할 수 있다. 뿐만 아니라, 기술 동작과 관련된 정보 이외에 상대 선수의 움직임과 같은 환경 정보에 주의를 전환시킬 수 있어 변화하는 상황에 보다 효과적으로 대처할 수 있다. 또한 관성이나 중력과 같은 신체 내·외적인 힘을 이용할 수 있게 되면서 동작을 보다 효율적으로 수행할 수 있게 된다.

4. 일반화와 분화

1) 일반화 : 유사한 자극에 대한 같은 반응

2) 분화 : 조건자극의 특수화

5. 중추적 표상과 운동학습

1) 폐쇄회로 이론

(1) 폐쇄회로의 과정
① 체계가 실행되어야 할 목표가 설정된다.
② 연속적인 송환 정도가 주어진다.

③ 참조 기제에서 오류가 계산된다.
④ 계산된 오류를 명령 기관에서 효과기로 수정을 지시한다.
(2) 논리적 모순점 : 송환정보가 도달되기 전에 끝나는 빠른 운동제어를 설명할 수 없다.
(3) 피드백의 역할
 ① 움직임을 시작하기 전 : 운동시스템의 초기 상태에 관한 정보를 제공한다.
 ② 움직임이 이루어지고 있는 동안 : 동작의 정확성을 감시하는 역할, 즉 참조준거와 현재의 움직임을 비교하는 역할을 한다.
 ③ 움직임이 끝난 후 : 동작의 결과에 대한 정확성을 판단하는 역할을 한다.
(4) 기억 흔적과 지각 흔적
 ① 기억 흔적 : 움직임을 시작하기 위해 사용되는 것으로 중추신경계로부터의 운동명령에 관한 기억
 ② 지각 흔적 : 움직임이 시작된 후로부터 근육, 관절, 건 등의 신체 내적인 정보와 결과 지식과 같은 외적인 정보를 통해 지속적으로 오류를 탐지하고 수정하도록 하는 지각정보에 관한 기억을 의미

2) 개방회로 이론

(1) 개방회로계의 과정 : 운동수행이 미리 계획된 운동계획에 의하여 이루어진다고 보는 견해. 운동계획은 말초 피드백 정보에 관여 없이 운동을 실행하는 미리 구조화된 근명령군이라고 하며, 운동계획에서 내려진 운동 수행중에 오류가 발생하여도 수정되지 않고 주어진 명령을 완료한다고 한다.
(2) 논리적 모순점
 ① 저장문제 : 인간의 저장용량에 관한 문제로 운동계획이 1:1의 형태로 저장되지 않는다는 것이다.
 ② 신형문제 : 인간행동이 동일한 동작에서도 같지 않다는 데서 기인된 문제다.

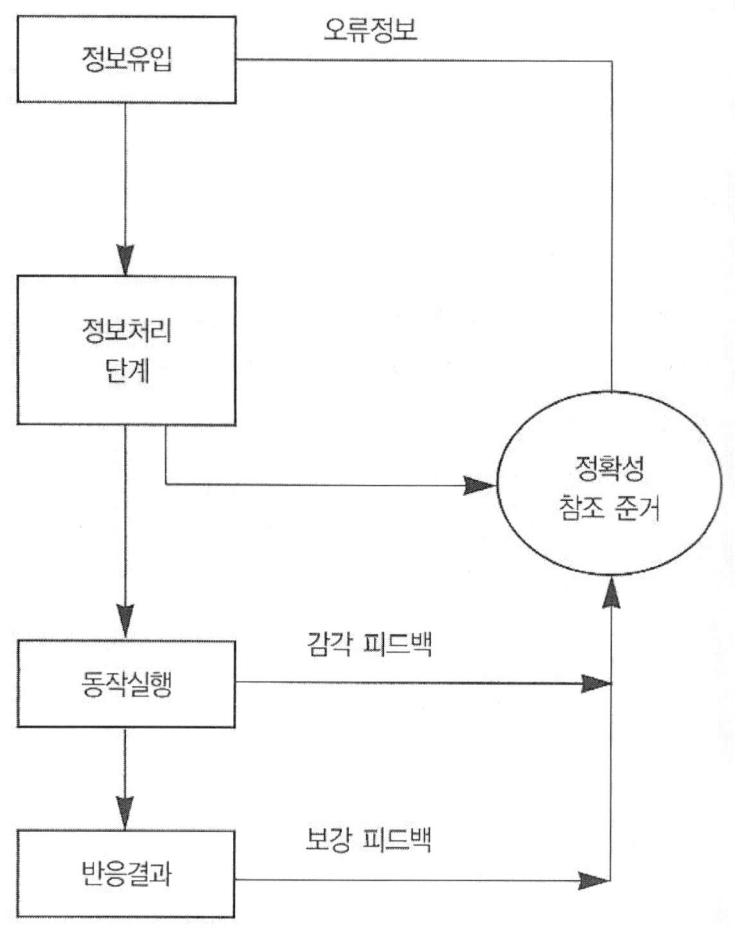

〈 운동학습을 위한 피드백 정보와 처리 과정 〉

3) Schmidt의 일반화된 운동 프로그램

(1) 불변매개변수 : 요소의 순서, 시상 그리고 상대적인 힘 등이 포함

(2) 가변매개변수 : 전체 지속시간, 전체 힘, 근육 선택 등이 포함된다.

(3) 운동수행 : 불변매개변수는 프로그램 내에 변하지 않는 상태로 존재하며 가변매개 변수의 조합에 의해 동작의 다른 유형을 생성할 수 있다. 따라서 연습을 하게 되면 이러한 가변매개 변수의 값이 최적화되어 보다 효율적인 운동기술 동작으로 나타날 수 있게 된다.

4) 도식이론

(1) 네 가지 정보원

① 최조조건 : 환경과 자신에 관한 정보

② 반응명세 : 운동수행에 관한 정보(운동속도, 힘, 동작의 크기 등)

③ 감각귀결 : 구심성 정보의 복제(감각 정보, 운동 정보 등)

④ 실제결과 : 운동에 대한 성공과 실제에 대한 실제결과의 정보

(2) 회상도식(빠른 운동제어, 개방회로 이론, 운동프로그램-임펄스 가변성 이론)

▸ 실행규정 : 최초조건에 기대되는 결과(목표)와 가장 유사한 과거의 실제결과를 떠올리고 그때 사용했던 반응명세에 따라 운동제어

(3) 재인도식 (느린 운동제어, 폐쇄회로 이론, 피드백-반복수정모델)

▸ 통제규정 : 최초 조건에 기대되는 결과(목표)와 가장 유사한 과거에 실제 결과를 떠올리고 그때의 감각귀결과 비교해 운동제어

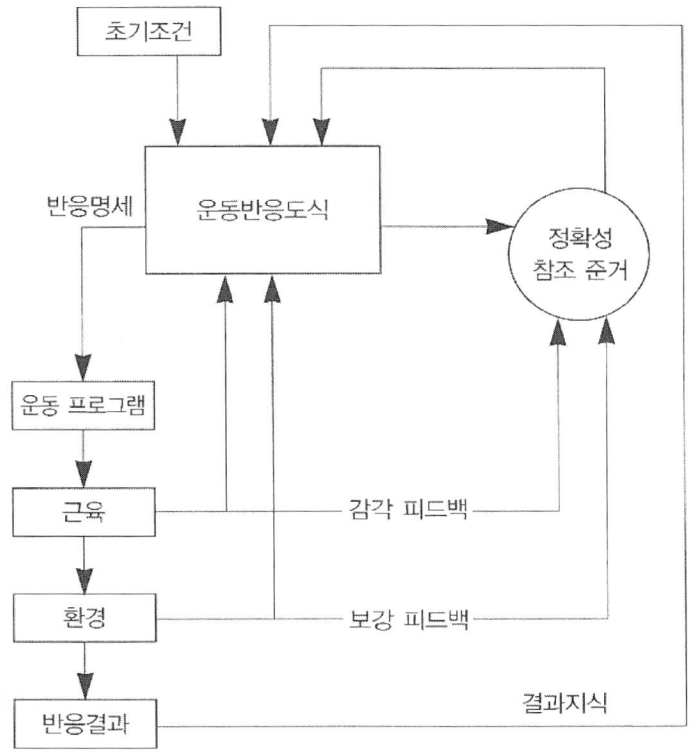

〈 도식이론 〉

6. 탐색 전략을 통한 운동학습 (Newell)

1) 탐색전략과 지각-운동 활동영역 : 환경과 과제의 특성에 부합하는 지각정보와 운동정보의 상호 순환 체계가 형성되는 지각-운동 활동영역을 탐색하는 과정이다.

2) 탐색전략을 통한 협응구조의 형성 : 학습자는 환경으로부터 제공되는 유용한 정보들과 과제의 특성에 대한 정보를 지각하여 지각-운동 활동영역 내에서의 최적의 협응형태를 구성하게 된다.

3) 폼의 변화 : 운동기술을 학습하는 과정은 주어진 과제의 특성과 학습자의 신체 시스템 간에 존재하는 수많은 제한요소를 조절하는 신경과 근육들의 공동작용을 통해 나타나는 폼의 변화과정이다.

Ⅱ. 운동기술의 분류와 측정방법

1. 운동기술의 이해

1) 운동기술의 개념
(1) 운동기술의 4가지 차원(Johnson) : 속도, 정확성, 폼, 적응력
(2) 운동기술의 조건 : 특정한 목적, 수의적 움직임, 사지의 움직임
(3) 움직임과 동작(Sheridon) : 융통성, 독특성, 일관성, 수정가능성

2) 운동기술의 분류
(1) 동원되는 근육군에 따른 분류
  ① 대근 운동기술
  ② 소근 운동기술
(2) 움직임의 연속성
  ① 불연속적 운동기술 : 운동의 시작과 끝을 분명하게 구분할 수 있다. 파지와 기억에 불리
  ② 계열적 운동기술 : 불연속적 운동기술이 연속적으로 이루어지는 운동기술
  ③ 연속적 운동기술 : 특정 움직임이 반복적으로 이루어지는 운동기술, 파지와 기억에 유리
(3) 환경의 안정성
  ① 폐쇄운동기술 : 환경이 변하지 않는 상태에서 수행하는 기술.
    동작패턴의 반복훈련, 정확하고 일관성 있는 동작패턴
  ② 개방운동기술 : 환경이 변하는 상태에서 수행하는 기술
    적응력, 동작반응의 유연성. 다양하고 정확한 동작패턴

(4) Merill의 4종 과제

구분		외적 환경 조건	
		정지상태	움직임 상태
신체조건	정지상태	Ⅰ(골프티샷,양궁,사격)	Ⅱ(야구타격, 클레이사격)
	움직임 상태	Ⅲ(레이업 슛, 체조)	Ⅳ(러닝 패스, 스파이크)

(5) Gentile의 이차원 분류 : 반응 간 가변성의 무변화와 변화 그리고 환경적 조건의 정적, 동적에 따른 분류

		동작의 기능			
		신체이동 없음		신체이동	
		물체조작 없음	물체조작	물체조작 없음	물체조작
환경적 맥락	안정상태 조절 조건 동작간 가변성 없음	-제자리 균형잡기	- 농구 자유투하기	- 계단 오르기	- 책들고 계단 오르기
	안정상태 조절 조건 동작간 가변성 있음	- 수화로 대화하기	- 타이핑하기	- 평균대 위에서 체조기술 연기하기	- 리듬체조에서 곤봉 연기하기
	운동상태 조절 조건 동작간 가변성 없음	- 움직이는 버스안에서 균형잡기	- 같은 속도로 던져지는 야구공 받기	- 움직이는 버스 안에서 걸어가기	- 물이 든 컵을 들고 일정한 속도로 걷기
	운동상태 조절 조건 동작간 가변성 있음	- 트레드밀 위에서 장애물 피하기	- 자동차 운전하기	- 축구경기에서 드리블하는 선수 수비하기	- 수비자를 따돌리며 그리블 나가기

3) 운동행동 연구의 이론적 기반

(1) 반사이론 (행동주의적 접근)
  ▸ 반사이론은 환경으로부터 발생하는 물리적인 사건이 운동 행동에 대한 자극으로 작용하여 반사회로를 형성하게 되고, 이러한 반사가 복잡한 행동을 유발하게 된다는 것

(2) 정보처리 이론 (인지심리학적 접근)
  ① 폐쇄회로 이론 : 운동은 운동정보 수용기로부터 현재 이루어지고 있는 운동상태에 대한 정보가 피드백되고, 이것이 정확성 참조준거에 비교되어 운동제어가 이루어진다.
   - 모순점 : 200m/s 이내에 이루어지는 빠른 운동의 조절을 설명할 수 없다.
  ② 개방회로 이론 : 미리 계획된 운동계획에 의해 운동수행이 이루어진다.
   - 모순점 : 신형문제, 저장문제
  ③ 일반화된 운동 프로그램 - 하나의 프로그램이 하나의 반응과 1:1 관계를 갖는 운동명령에 의해 조절
   - 불변매개변수 : 요소의 순서, 시상, 상대적 힘 → 저장문제 해결
   - 가변매개변수 : 근육선택, 전체지속시간, 전체 힘 → 신형문제 해결
  ④ 도식이론
   - 4가지 정보원 : 최초조건, 반응명세, 감각귀결, 실제결과
   - 회상도식 : 최초조건에 기대되는 결과와 유사한 과거의 실제 결과를 떠올리고 과거의 반응명세에 따라 운동을 제어하는 것. 빠른 운동제어
   - 재인도식 : 최초조건에 기대되는 결과와 유사한 과거의 실제결과를 떠올리고 과거의 감각귀결에 따라 운동을 제어하는 것. 느린 운동 제어

(3) 다이나믹 시스템 이론
  ① Bernstein
   - 자유도의 문제 : 운동등가 현상
   - 맥락조건 가변성 문제 : 동일한 명령, 다른 움직임
  ② Newell : 인간의 운동행동 제한 요소 - 환경, 유기체, 과제
  ③ 협응의 원리 : 자기조직의 원리, 비선형의 원리

④ 협응구조의 형성과 변화 : 안정성, 상변이 현상
(4) 생태학적 이론
　▸ 지각 : 유용한 정보의 탐색과정(2) 직접지각 : 광학적 배열

2. 운동의 측정

1) 운동결과의 측정
(1) 시간의 측정
① 반응시간
 - 단순반응시간 : 하나의 자극신호에 대해 하나의 반응만을 요구할 때의 측정시간
 - 선택반응시간 : 둘 이상의 자극에 대해 각각 다른 반응을 요구할 때의 측정시간
 - 변별반응시간 : 둘 이상의 자극에 대해 특정자극에만 반응을 요구할 때의 측정시간
② 운동시간 : 속도-정확성 상쇄의 현상 (동작의 빠르기와 정확성이 동시에 요구되는 과제를 수행할 때 운동속도와 운동정확성이 서로 상반된 경향을 보이는 것)
③ 반응시간과 운동시간의 관계 : 상관없음

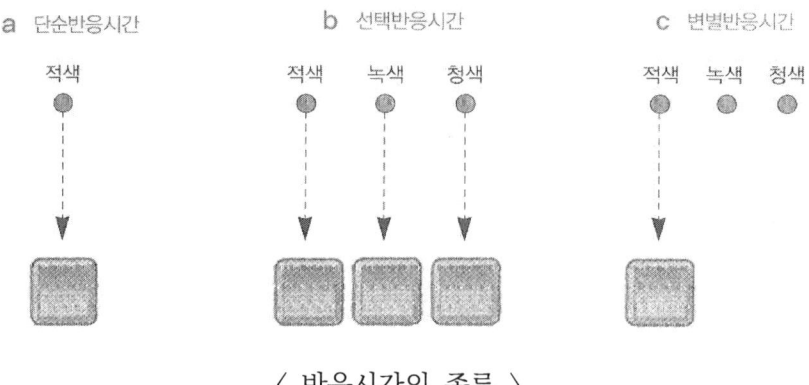

〈 반응시간의 종류 〉

(2) 정확성·일관성 측정
① 일차원 과제에서의 오차점수
- 일차원 과제는 힘이나 시간, 또는 거리와 같이 단지 하나의 목표를 성취하는 것을 목적으로 하는 과제
- 정확성 : 절대오차(목표점수와 실제 점수간 차이), 항상오차(목표점수와 실제 점수 간의 차이를 방향성을 고려하여 나타낸 점수)
- 일관성 : 가변오차(매 시행에서 기록된 항상오차의 표준편차), 전체오차(항상오차와 가변오차점수의 제곱 합으로, 목표점수에 대해 실제 수행이 분포되어 있는 정도)
② 이차원 과제에서의 오차점수
- 사격, 다트 던지기, 양궁 등과 같이 공간적 정확성 및 일관성을 요구하는 과제
- 정확성 : 반경오차, 평균반경오차
- 일관성 : 중앙반경오차, 이원변량 가변오차, 집단의 중앙반경 오차
③ 연속적인 기술 수행의 정확성 측정
- 연속적인 기술 수행의 정확성을 평가하기 위해서는 절대오차와 유사한 개념인 평균자승오차근과 목표접촉시간이 사용된다.
(3) 운동수행량 측정 : 거리, 높이, 무게

2) 운동과정의 측정

(1) 운동학적 측정 : 운동학적 측정은 힘 요인을 고려하지 않고 동작 유형이나 움직임의 구조와 같이 움직임 그 자체에 대하여 기술
① 위치·속도·가속도 : 위치, 속도, 가속도에 대한 자료는 움직이는 동안의 사지 또는 분절에 대한 시·공간적인 정보를 제공한다.
② 선운동과 각운동 : 선운동은 직선이나 곡선의 움직임을, 각운동은 축을 중심으로 한 회전의 움직임을 말한다.

③ 동작 분석 방법 :
  - 직접적 방법 : 각도계를 측정하고자 하는 관절 부위에 부착하여 관절의 각도를 직접 측정
  - 간접적 방법 : 운동 동작을 영상으로 촬영하여 녹화된 영상으로부터 수행자의 운동 상태에 관한 정보를 분석
(2) 운동역학적 측정 : 운동역학적 연구는 움직임의 근원을 크기와 방향성을 크기와 방향성을 지닌 힘으로 간주하며, 물리법칙에 따라서 움직임이 어떻게 발생하고 정지하며, 변화를 일으키는지에 초점을 둔다.
 ① 직접적인 방법 : 지면반력기, 힘변환기, 장력측정기 등 측정기구를 사용
 ② 간접적인 방법 : 관절이나 분절의 속도나 가속도, 그리고 질량을 측정하고 그 자료를 이용하여 수학적인 방법으로 힘을 계산
(3) 뇌 활동의 측정 - 운동수행과 대뇌의 작용의 관계를 규명하기 위하여 EEG, MEG, PET, fMRI, TMS 등이 사용
(4) 근육 활동의 측정 - 인체의 운동은 골격근이 수축함으로써 이루어지는데 근육의 크기 및 수축 정도에 따라 각기 다른 크기의 전기적 활동을 나타내는데 근육에서 발생하는 전기적 신호를 증폭시켜 근육의 반응 양상을 측정하고, 신호의 진폭이나 진동수를 분석한다. (근전도 기법)
(5) 운동협응의 측정
 ① 각도-각도 다이어그램 : 각도-각도 다이어그램은 걷기, 달리기와 같이 연속적이고 주기적인 움직임을 두 관절의 각도 변화로써 그래프상에 나타낸 것이다.
 ② 위상평면 분석법 - 위상평면 분석법은 관절의 각 위치와 각속도의 관계를 그래프로 나타내어 움직임이 어떻게 조절되는지를 효과적으로 묘사하는 기법 중 하나이다.
 ③ 교차상관 분석법 - 교차상관 분석법은 두 관절에 대한 각 위치 사이의 교차상관을 계산하여 관절간의 협응 정도를 양적으로 표현하는 방법이다.

3) 운동학습의 측정

(1) 수행 곡선 - 수행 곡선은 시간에 따른 수행 점수의 변화 양상을 그래프로 나타낸 것이다.

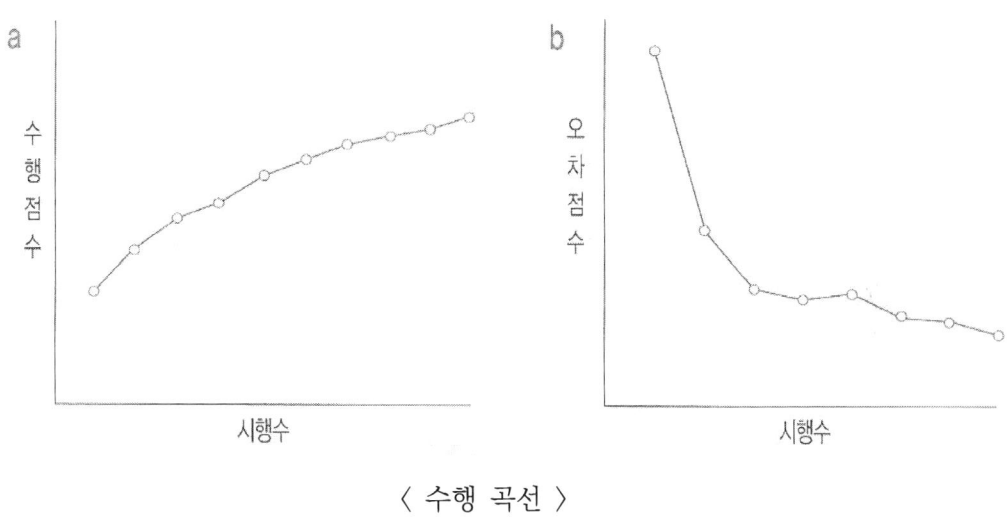

〈 수행 곡선 〉

(2) 파지 검사 - 파지 검사는 연습을 통해 향상된 수행력이 일정시간 이후에도 지속되는가를 확인하기 위하여 사용된다.
① 절대파지 점수 : 연습단계에서 획득한 정보를 얼마나 많이 보유하고 있는지
② 상대파지 점수 : 파지 간격에서 얼마만큼의 과제 관련 정보를 유지하거나 잃었는가를 반영
③ 저장점수 : 얼마나 빠른 시간 내에 기술을 다시 회복할 수 있는가를 반영

(3) 전이 검사 - 이전의 학습결과가 다른 과제 또는 다른 상황에서 활용될 수 있는지의 여부를 확인한 데 사용된다.
① 과제 내 전이 검사 : 수행자가 연습한 조건과는 다른 수행환경에서 같은 기술을 구사하도록 한다.
② 과제간 전이 검사 : 학습자에게 처음에 습득한 기술과 전혀 다른 움직임을 수행하도록 한다(야구, 골프 스윙).

(4) 기계적·대사적 효율성 측정 : 기계적·대사적 효율성에 대한 측정은 최적의 운동수행에 얼마나 근접해 있는가에 대한 정보를 제공해 줌으로써 학습 여부를 확인하는데 사용된다.

Ⅲ. 반응시간, 주의, 정확성의 원리

1. 정보처리와 운동수행

1) 정보처리 접근

(1) 감각·지각단계 : 환경의 정보자극에 대한 탐지 기능 / 유형에 대한 인식기능 - 칵테일파티 현상

〈감각지각단계의 처리속도에 영향을 미치는 변인〉

① 자극의 중요성
② 자극의 분명한 정도
③ 자극의 의미파악 능력

(2) 반응선택단계 : 자극에 대한 확인이 완료된 후 자극에 어떻게 반응해야 할지 결정하는 단계

① 통제적 처리 : 느리다, 주의가 요구된다, 계열적, 자발적
② 자동적 처리 : 빠르다, 주의가 요구되지 않는다, 병렬적, 비자발적

〈자극과 반응간의 관계에 따른 처리속도〉

① 자극과 반응의 적합성

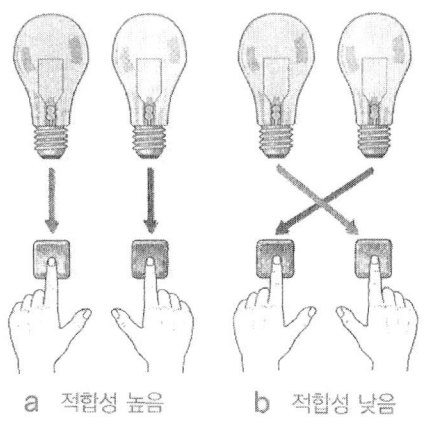

〈 자극-반응 적합성 〉

② 선택 대안 수
(3) 반응실행단계 : 반응의 선택 후, 실제로 움직임을 생성하기 위하여 운동 체계를 조직하는 단계
① 심리적 불응기 : 농구에서 페인팅 동작 등에서 쉽게 볼 수 있는 것으로 먼저 제시된 자극에 대한 반응을 수행하고 있을 때 또 다른 자극을 제시할 경우, 두 번째 자극에 대한 반응시간이 느껴지는 현상 〈페인팅 효과〉
※ 효과적인 페인팅효과 : 적절한 시간차, 유사한 동작, 너무 자주 사용하지 말 것

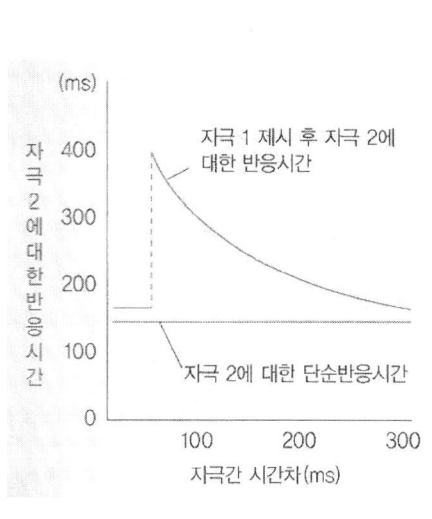

< 심리적 불응기의 효과 >

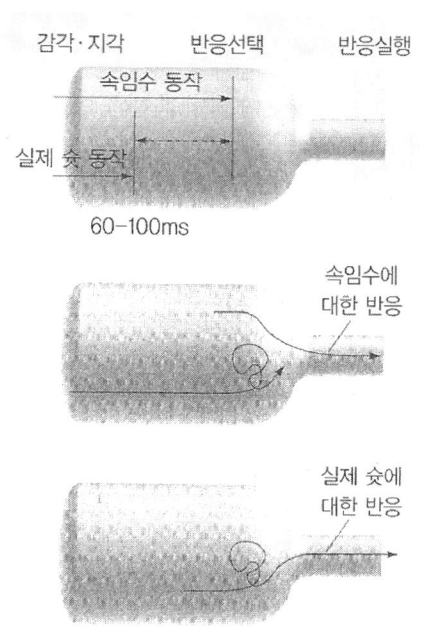

< 정보처리과정의 병목현상과 심리적 불응기 >

② 집단화 : 자극 간 시간차가 40ms 이하로 매우 짧은 경우에는 첫 번째 자극과 두 번째 자극을 하나의 자극으로 간주하게 된다.

2) 주의와 운동수행

(1) 반응시간

① 구성요소

　a. 감각수용기의 지연

　b. 구심성 신경의 자극 전달

　c. 중추신경계의 정보처리시간

　d. 근육으로 가는 원심성 신경의 자극 전달

　e. 근육의 잠재 및 활성화 시간

② 단순 / 선택 반응시간

　a. 단순반응시간 : 단순반응시간을 줄이기 위해서는 반응시간의 구성요소 중 정보처리시간보다는 신경의 자극전달속도, 근육의 활성화 시간 등의 축소에 중점을 주어야 한다.

　b. 선택반응시간 : 반응시간의 구성요소 중 중추의 정보처리시간 즉 자극확인 - 반응선택 - 반응계획시간에 중점을 두어야 한다.

③ 반응시간 요인

　a. 각성수준 - 욕구이론 : 각성수준이 높을수록 반응시간이 짧아진다.

　　　　　　　- 적정수준이론 : 각성수준이 중간 정도일 때 반응시간이 짧다.

　b. 자극 반응 수 : 자극 반응 선택수가 증가할수록 반응시간은 증가한다.

　c. 자극의 예측성 : 예측성이 높아질수록 반응시간은 짧아진다.

　d. 반응의 복잡성 : 복잡성이 증가할수록 반응시간은 증가한다.

　e. 연습 : 연습량이 많을수록 반응시간은 짧아진다.

(2) 주의의 특징

① 주의는 제한적이다.(주의이론)

② 주의는 선택적이다.(선별적 주의)

③ 주의는 각성과 관련이 있다.(주의와 각성)

(3) 주의 이론
 ① 단일통로이론 - 정보처리 체계가 한 번에 한가지씩의 정보를 처리한다는 주장
  - 감각지각, 반응선택, 반응실행 단계 각각에서 병목현상이 발생한다고 주장
  - 단일통로 이론은 심리적 불응기에 관한 연구의 기본적인 배경이 된다.
 ② 중추자원이론 - 고정역량이론 : 총체적 주의 역량이 정해져 있다. 이 중추적 기제의 한계가 정보처리 한계가 된다.
  - 가변역량이론
  • 특징 : 주의 역량의 한계가 가변적이다.
           각성수준이 높거나 낮은 경우에는 주의 역량이 감소하고, 적정각성 수준에서 역량이 증가한다.
  • Kahneman의 주의 모델
   ⓐ 지속적인 성향 : 이는 갑작스런 소음이나 시끄러운 상황에서 불려지는 자신의 이름에 대하여 무의식적으로 반응하게 되는 주의의 기본 규칙이다. 이러한 상황에서는 무의식적으로 주의가 전환된다.
   ⓑ 순간적인 의도 : 개인이 특정한 상황에 주의를 할당하기 위해서는 특정한 의도가 있게 마련이다. 이러한 의도는 스스로 하거나 또는 누군가로부터 의도하도록 유도 받을 수도 있다. 이와 같이 순간적인 의도가 주의 할당에 영향을 미친다.
   ⓒ 역량에 대한 요구 평가 : 이는 과제마다 주의 요구량이 다르기 때문에 동시에 수행할 수 있는지 그렇지 않은지를 개인이 평가해야 한다.
 ③ 다중자원이론
  - 인간이 제한된 역량을 가진 존재로서 단 하나의 중추적 정보체제를 가지고 있는 것이 아니라, 몇 개의 여러 정보체제를 가진다는 것이다.
  - 수행하는 기술에 따라서 각각 다른 주의 자원을 갖는다. 따라서 동시에 수행해야 하는 두 가지의 과제가 서로 다른 자원을 포함할 때에 수행이 더 쉬워진다.

- Wickens의 3가지 형태의 정보처리 자원
    ⓐ 시각이나 청각과 같은 정보의 입출력 양식
    ⓑ 지각, 기억, 반응과 같은 정보처리의 단계
    ⓒ 언어적 또는 공간적으로 이루어지는 정보처리의 부호화
(4) 선별적 주의
  ① 칵테일파티 현상 - 선별적 주의와 주의가 병렬적으로 처리되는 현상 설명
  ② Kahneman의 모형

지속성향	- 불수의적 주의규칙, 인간의 의지와 관계없이 주의를 끌어들이는 것 - 지속성향 규칙 a. 예상치 않았던 자극에 주의를 끈다. b. 시각적 정보에 본능적으로 주의를 기울인다. c. 자극을 선별해야 할 입장에 높일 때 자신에게 가장 의미있는 자극에 주의를 할당한다.
순간적인 의도	- 연습이나 경험을 통해 주의를 기울이는 것 : 운동 수행에 따른 정보가 들어올 때 지속성향에 의해 시각 자극에 주의를 기울이지만 연습을 통해 감각 자극에 주의를 기울이도록 습관화하면 나중에는 시각 자극을 무시하고 동작 감각 기관들로부터 자극에 주의를 할당한다.

  ③ 선별적 주의와 교수학습
   - 교사는 학생들로 하여금 부적절한 다수의 단서를 연습에 의해 차단시킬 수 있도록 해야 한다.
   - 학생들은 특정상황에서 가장 의미있는 단서에 주의를 기울일 수 있으므로, 운동상황에서 가장 적절한 단서가 무엇인지 가르칠 필요가 있다.
   - 주의분산의 원인이 부적절한 단서에 의미를 부여하는 것과 관계가 있으므로, 유의적인 단서에 집중하여 충분히 연습시켜야 한다.

(5) 주의집중 유형

▸ 주의의 차원과 주의집중 유형

< 주의의 차원 >

		주의의 폭	
		광의	협의
주의의 방향	외적	a	d
	내적	b	c

< 주의집중 유형 >
a. 광의 외적 유형 : 상황에 따른 재빠른 평가
b. 광의 내적 유형 : 분석 및 계획
c. 협의 내적 유형 : 정신적 연습 및 정서의 조절
d. 협의 외적 유형 : 하나 또는 두 개의 단서에 적절히 주의 집중

(6) 주의와 각성

① 각성불안과 운동수행

〈역U자 가설과 최적수행지역 이론의 문제점〉

a. 운동수행과 불안수준간의 관계를 단지 일차원적으로 설명하고 있다.
b. 운동수행과 불안수준이 항상 선형적인 관계에 있는 것이 아니라는 점을 고려하지 못했다는 것이다.

〈카타스트로피 이론의 장단점〉

a. 장점 : 생리적 각성과 인지 불안의 상호작용을 운동수행력과 결부시켰다는 점과 불안이 두 요소와 운동 수행력의 관계가 불안 수준에 따라서 비선형적인 변화를 보일 수 있다는 점을 논리적으로 설명하였다는 점에서 이전의 이론보다는 실제 스포츠 상황을 잘 성명할 수 있다.
b. 단점 : 이론적인 설명이 복잡하여 운동선수들에게 적용시키기 다소 어렵다는 문제점을 안고 있다.

〈전환이론의 장점〉
- 개인의 각성상태에 대한 해석을 중요시하기 때문에 개인차를 이해하는 데에도 많은 기여를 하였다.

② 각성불안과 운동수행

〈단서유용 가설〉

낮은 각성	주의영역이 지나치게 넓다.	필요하지 않은 단서를 받아들인다.
적정 각성	주의영역이 적절하다.	부적절한 단서는 배제하고 적절한 단서만을 받아들인다.
높은 각성	주의영역이 지나치게 좁다.	운동수행에 필요한 많은 단서를 놓칠 수 있는 가능성이 높다.

〈지각 협소화〉
- 각성 수준이 증가함에 따라서 주의를 기울일 수 있는 폭이 점차 좁아지는 현상을 말한다.

〈주의의 혼란〉
- 지각 협소화와 함께 각성이 높아짐에 따라서 나타나는 현상으로 순간순간 너무 많은 단서들로 주의를 전환시키는 것을 말한다.

2. 운동의 속도와 정확성

1) 운동정확성 결정 요인 : 신체요소의 참여수준, 인지적 요구수준, 운동속도

2) 단순 운동의 정확성 관련 이론

(1) 정보처리 용량의 한계

$$MT = a + b \cdot \log_2\left(\frac{2D}{W}\right)$$

・ MT : 운동시간, D : 거리, W : 목표물의 크기)

① 난이도 지수가 높으면 평균 운동시간은 증가한다.
② 속도-정확성 상쇄의 이론적 근거 : 속도를 강조하면 정확도가 떨어진다.
③ Newell의 연구 : 움직임 속도가 증가함에 따라 공간정확성은 감소하지만 타이밍 정확성은 증가하는 것으로 나타났다.

(2) 피드백에 의한 수정 - 반복 수정 모델

※ 반복 수정 모델
・ 특징 : 움직임을 수행할 때 반복적으로 피드백에 의한 수정이 이루어진다는 이론으로 인간의 움직임은 불연속적인 하위움직임으로 구성되어 있다
  a. 전체 움직임을 구성하고 있는 각각의 하위 움직임은 총 이동거리에 대하여 항상 일정한 비율로 나타나게 된다.
  b. 반복수정모델은 각각의 하위 움직임에 소요되는 시간에 동일하다는 것을 가정하고 있으며, 하위 움직임의 수는 난이도 지수에 따라 결정되고 전체 운동시간도 이에 따라 달라지게 된다.
  c. 속도가 증가하면 피드백에 의한 수정에 사용되는 시간이 줄어들기 때문에 정확성이 떨어진다.
・ 문제점
  a. 모든 움직임이 항상 불연속적인 하위 움직임으로 구성되지 않는다는 것
  b. 각각의 하위 움직임은 전체 운동거리에 대하여 항상 일정한 비율의 거리만큼 이동하는 것은 아니며 소요시간도 일정하지 않다.

(3) 임펄스 가변성 이론 - 일반화된 운동 프로그램
  ① 특징
    a. 임펄스는 근육 수축을 통하여 생성된 힘이 사지를 움직이는데 작용한 힘의 크기를 의미한다.
    b. 시간 가변성과 힘 가변성이 임펄스 가변성을 결정하게 되고, 임펄스 가변성이 운동 정확성을 좌우한다.
    c. 임펄스 가변성으로 속도-정확성 상쇄현상이 나타난다.
  ② 단점
    a. 임펄스의 크기가 같은 상태에서 임펄스의 다양한 형태변화에 따라 움직임의 특성이 변화하게 된다는 점은 간과한다.
    b. 빠른 움직임 상황에만 적용된다.
(4) 최적 하위분절 운동 모델
  ① 개념 : 움직임이 목표지점에 도달하지 못하면 하위 움직임이 연속해서 나타난다고 주장하는 이론이다.
  ② 특징 : 공간 가변성은 목표지점까지의 거리가 증가하거나 운동시간이 짧아지면 커지고, 거리가 짧거나 운동시간이 길 경우 가변성이 감소하여 공간 정확성이 증가한다.

3) 운동역학적 및 운동학적 정확성
(1) 운동역학적 정확성 : 힘과 임펄스 등의 가변성
(2) 운동학적 가변성 : 운동시간이나 운동거리의 가변성
(3) 운동역학적 변인과 운동학적 변인의 정확성

4) 스포츠 수행의 타이밍
(1) 예측 : 지각시스템과 동작시스템 간의 통합, 운동기술의 수행
  ① 특징
    a. 타이밍은 역동적인 환경 속에서 요구되는 정확한 운동기술의 수행 능력과 관련이 있다. 외부환경에서 제시되는 현상이 예측과 움직임의 시작을 결

정하는 데 관련이 있다.
b. 타이밍 과제의 수행은 복잡한 정보처리 과정이 관여하는 움직임 탐색, 자극 속도의 예상, 자극에 대한 일치된 동작을 수행하기 위한 자각 시스템과 동작시스템간의 통합을 통해 이루어진다.
c. 움직이는 자극에 대한 탐색과 예측력에 크게 좌우되는 타이밍은 모든 운동기술에 매우 중요한 역할을 하고 있다.
d. 타이밍 과제의 수행에 있어 자극에 대한 사전정보는 수용기 예측과 지각 예측을 통해 얻을 수 있으며 예측능력은 지각시스템 작용에 따른 지각능력의 차이에 의해 다양한 형태로 나타난다.
② Poulton의 예측의 세 가지 형태
a. 수용기 예측 : 추적이 가능한 자극의 도전에 대한 예측을 뜻하며 자극의 속도와 방향에 대한 정보가 매우 중요한 변인으로 사용된다.
b. 지각예측 : 이는 자극을 추적할 수 없는 외적인 현상에 대한 예측을 뜻하며 자극이 나타나는 조건이나 형태를 판단하는 데에 중요한 역할을 한다. 예) 야구경기에서 주자가 도루를 시도할 때 주자는 투수의 볼 배합 유형을 분석하거나 투수의 투구 동작에 대한지각 정보를 통해 도루를 시도할 것인지를 결정하게 된다.
c. 효과기 예측 : 자신의 움직임을 언제, 어떻게 실행할 것인가를 결정하는 과정에서 나타나며 숙련된 운동수행에 중요한 역할을 한다.

(2) 타이밍의 측정 : 시간 정확성, 시간 오차
① 야구의 타격처럼 움직이는 물체에 신체를 적응시키는 경우 : 예측, 물체의 시간적 추적 그리고 여기에 적합한 신체의 움직임이 타이밍을 결정하는 요소가 된다.
② 골프공을 치는 경우 : 고정된 물체를 타격하기 때문에 자신의 신체 협응의 결과로 나타나는 전체적인 템포가 타이밍의 의미를 갖는다.
③ 타이밍 정확성에 중요한 절대적인 요인은 해당 동작에 소요된 시간이다. 따라서, 스포츠 종목이 특성에 따라 운동시간을 적절히 줄이는 것이 타이

밍 향상에 매우 중요하다.
(3) 타이밍 전략(야구) : 스윙속도 증가 → 정보처리 시간 증가 → 좋은 구질의 공 선별 → 자신있는 수행

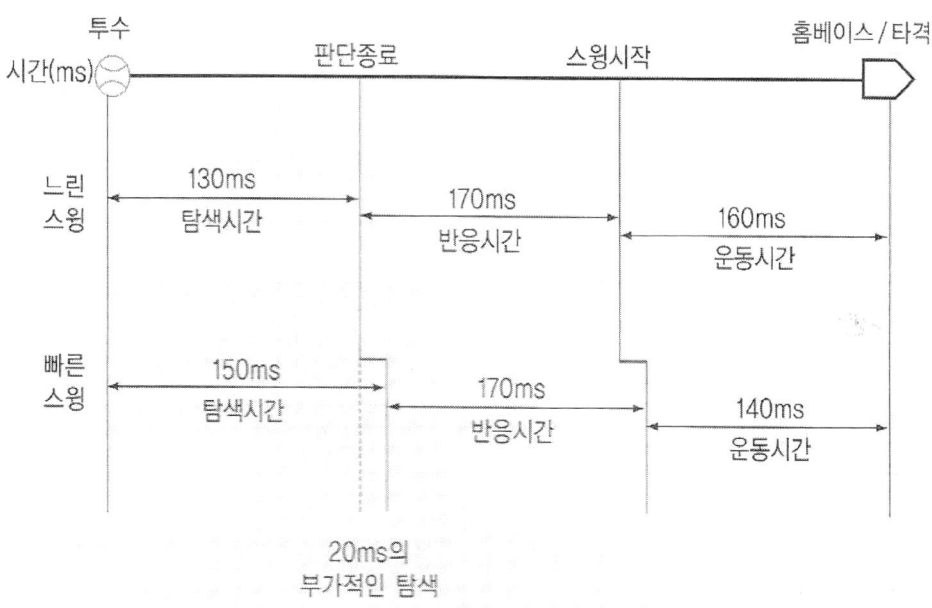

〈 타자의 스윙 속도와 정보처리 시간의 관계 〉

3. 운동의 협응

1) 협응의 개념과 문제

(1) 협응의 개념 : 신체 또는 사지의 움직임 형태를 포함하며 이러한 움직임 형태의 효율적인 측면을 중요시한다.
(2) 협응의 유형
  ① 공동으로 작용하는 근육 등의 위치 : 사지내 협응, 사지간 협응
  ② 움직임의 리듬 : 절대협응(자석효과), 상대협응(보존경향성)

③ 협응의 주요 문제 : 자유도의 문제(운동등가), 맥락조건 가변성 문제(해부학적 요인, 역학적 요인, 생리학적 요인)

2) 다이나믹 관점에서의 운동협응

(1) 협응원리
① 협응의 제한요소(Newell) : 유기체, 환경, 과제
② 자기조직의 원리 : 현 세계에서 발생되는 모든 자연현상은 프로그램화 되어 있는 것이 아니라 어느 조건이 적합하게 되면 특정 현상이 저절로 발생하는 것을 의미한다.
③ 비선형의 원리 : 시간에 따른 협응의 변화가 선형적인 경향을 보이지 않는다.

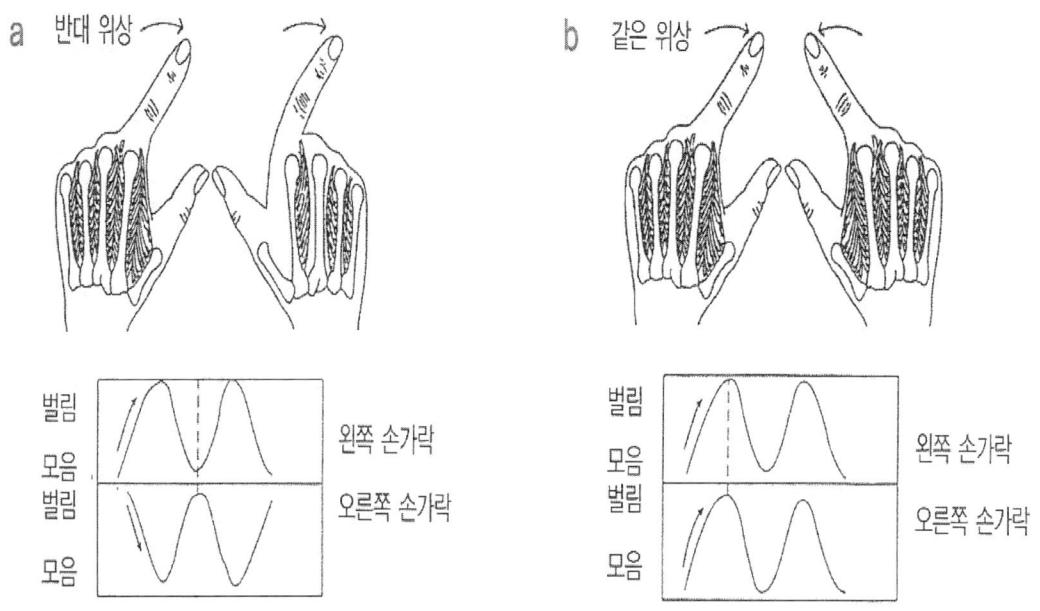

〈반대 위상과 같은 위상의 예〉

(2) 협응구조의 형성과 변화

① 협응구조 - 자기조직의 원리 ex)인간의 호흡, 보행동작

② 안정성과 협응구조의 변화

안정성	외부로부터 물리적 방해작용이 가해질지라도 자신의 동작을 유지하려는 저항력
상변이 현상	안정성의 변화로 인해 협응구조의 형태가 변하는 현상
어트렉터	매우 안정된 상태, 시스템이 선호하는 협응상태

③ 안정성 측정 : 임계요동과 이완시간을 측정하여 관찰할 수 있다.

(3) 협응 + 제어 → 기술

(4) 협응구조의 형성과 변화의 적용 → 폼(form)

4. 시지각과 운동수행

1) 시각정보와 지각

(1) 시각정보

① 시각과 시각정보

- 환경 속에 있는 물체, 사건을 인식하고 그것들 간의 상호관계를 이해하는 데 필요한 정보
- 인간의 행동을 직접적으로 유도하는 정보

② 광학

- 빛 : 방사빛과 환경빛
- 광학의 유형 : 광학적 흐름과 망막의 흐름

③ 접촉시간 정보 : 타우

(2) 시각정보의 지각과정 : 눈으로 들어오는 빛은 망막 위에 물체의 상을 형성하고 빛에너지는 망막 속의
- 수용기라 불리는 세포에 의해 전기에너지 형태의 전기신호로 전환된다. 이러한 전기신호는 신경을 따라서 뇌의 시각수용 영역에 도달한 후에 시각수용 영역과 그 밖의 다른 영역 내에 있는 신경에 의해서 처리되거나 분석된다. 이와 같은 과정을 거치게 되면 우리는 비로소 그 물체를 지각할 수 있게 된다.

(3) 지각과 두 가지 시스템
- 초점시(시야의 중심에 위치한 물체 확인), 환경시(신체주변의 공간 탐지)
- 운동기술 수행 : 초점시와 환경시의 병렬적 사용 / 동작의 타이밍 조절에 유용한 단서 제공

2) 간접지각과 직접지각

(1) 간접지각은 인지적 관점에 근거를 두고 있으며, 시각정보는 중추적인 인지적 처리과정을 거쳐야만 의미가 있다고 주장한다.
(2) 직접지각은 생태학적 관점에 근거를 두며, 시각정보는 그 자체에 의미가 있어 동작을 직접적으로 유도한다고 주장한다.
   ① 불변특성 : 지각에 안정성을 부과하고 물체 본래의 모습을 알게 하며, 이를 통해 적절한 동작을 할 수 있도록 하는 속성을 말한다.
   ② 어포던스 : 유기체, 환경, 과제의 상호관계 속에서 나타날 수 있는 동작의 가능성을 말한다.

3) 지각-동작 결합과 운동기술 수행

- 자세제어, 이동운동, 캐칭, 멀리뛰기, 점프 등의 운동기술에서 지각-동작 결합을 볼 수 있다.

Ⅳ. 학습 극대화를 위한 연습방법

1. 운동기술의 연습

1) 운동연습 계획을 위한 준비
  (1) 학습자의 특성
  (2) 시범 + 언어적 보강정보
  (3) 동기유발

2) 연습계획의 구성
  (1) 연습의 가변성
   ① 가변연습
   ② 불변연습
  (2) 구획연습과 무선연습 (맥락간섭의 효과와 크기)
   ① 구획연습 : 과제를 순차적으로 연습. 맥락간섭 효과 낮다. 연습수행에 효과적
   ② 무선연습 : 과제를 무선적으로 연습. 맥락간섭 효과 높다. 파지와 전이에 효과적

3) 집중연습과 분산연습 (연습시간과 휴식시간의 상대적 비율에 따라)

	집중연습	분산연습
운동과제	동작이 복잡, 많은 부분으로 구성, 준비운동 필요	단순, 지루함, 주의집중 요구 신체적 피로감
학습자	성숙, 오랫동안 주의집중, 쉽게 권태 느끼지 않음	어리고 미성숙, 주의산만, 쉽게 피로 느낌

(1) 집중법이 효과적인 경우
 ① 새로운 기술을 습득하거나 중점적으로 행하는 연습
 ② 분산법의 경우에 너무 길게 휴식을 넣으면 그것 때문에 기술의 요령을 잊어버리고 휴식 후의 시행이 전혀 새로운 것이 될 경우
(2) 분산법이 효과적인 경우
 ① 피로를 수반하는 운동의 연습
 ② 피로 때문에 동기유발이 저하되는 경우
 ③ 연습에 흥미를 잃었던가 나쁜 버릇이 있어서 이를 수정할 기회를 가질 필요가 있을 때
 ④ 휴식 중에 먼저의 연습 가운데 바르지 못했던 반응을 해소시키고자 할 때

4) 전습법과 분습법 (과제의 분할여부에 따라)

	전습법	분습법
운동과제	단순, 연속적으로 연결되는 부분동작으로 구성	복잡하고 독립적인 부분동작으로 구성
학습자	장시간 주의집중, 기술이 숙달	장시간 주의집중 안됨, 특정 부분 동작에 어려움

(1) 전습법/분습법 선택 시 고려사항
 ① 연습자의 능력이 우수할수록 전습법이 유리
 ② 연습초기 분습법, 연습후기 전습법이 유리
 ③ 학습자가 연장자일수록 전습법이 유리
 ④ 동기유발이 전습법이 더 많은 시간과 노력이 필요
 ⑤ 집중법일 경우 분습법이 유리하나 분산법일 경우에는 전습법이 유리
 ⑥ 기술의 복잡성이 높으나 조직성이 낮으면 분습법
 ⑦ 복잡성이 낮고 조직성이 높을 경우 전습법

(2) Maylor와 Briggs의 전습법과 분습법 선택 시 고려사항
 ① 과제의 복잡성 높고, 조직성 낮을 때는 분습법, 과제의 복잡성은 낮고 조직성은 높을 때 전습법을 선택해야 효과적이다.
 ② 부분들의 상호의존성이 높은 기술은 전습법이 비교적 독립적인 부분들은 분습법으로 가르치는 것이 효과적이다. ex) 수영의 스트로크 : 손, 발, 호흡, 배구 : 서브, 리시브, 토스, 스파이크

(3) 분습법의 3요소
 ① 분절화 : 학습할 전체기술 연습 시 특정 시공간을 나누어 연습한 후 각각의 기술이 특정수준에 도달하면 전체기술을 결합하여 연습 〈순수 분습법, 점진적 분습법(순행연습법, 역행연습법), 반복적 분습법 〉
 ② 단순화 : 과제요소 수를 줄여 난이도와 복잡성을 낮춤 ex) 피칭머신, T배팅
 ③ 부분화 : 운동과제 하위요소를 분리하여 각각 연습 ex) 서브 리시브 토스 스파이크

(4) 분습법의 종류
 ① 순수 분습법 : 각 요소를 일정한 수준에 도달할 때까지 연습시키고 그 후에 다음 부분을 연습시키는 방법
 ② 점진적 분습법(순행, 역행) : 연습한 부분을 도중에 합쳐서 연습을 하고 그 후에 다음 부분을 연습하여 다시 종합하는 방법
 ③ 반복적 분습법 : 첫 부분을 연습하고 난 다음에 그 부분과 거기에 후속하는 부분을 연결시켜서 하는 연습법

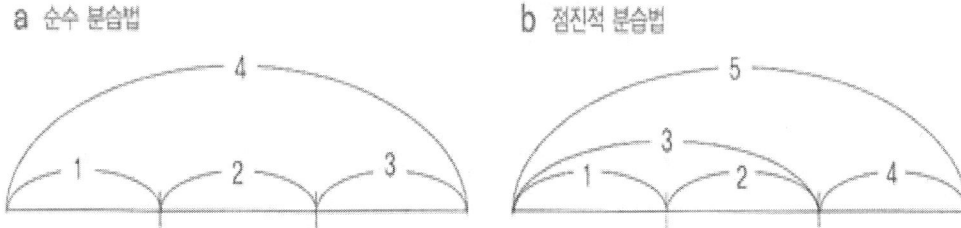

참고)

　전습법은 한 가지의 운동 기술을 전체적으로 제사하는 방법을 발하며 분습법은 그러한 운동 기술을 세부동작으로 구분하여 제시하는 방법을 말한다. 일반적으로 전습법은 운동시간이 짧고 단순하여 동작이 연속적으로 연결되어 있는 경우에 효과적이다. 반면에 분습법은 운동 기술이 서로 독립적인 부분 동작으로 구성되어 있어 매우 복잡하거나, 특정부분 동작의 학습에 어려움이 있는 경우에 매우 효과적이다. 이러한 분습법에는 순수 분습법과 점진적 분습법이 있다.

　순수 분습법은 각 부분을 연습한 후 전체 기술을 종합적으로 연습하는 방법이고, 점진적 분습법은 각 부분 기술을 연습하되 순수 분습법과는 달리 그 부분 기술들을 중간에 함께 연습하는 시간을 갖는 것을 말한다.

　점진적 분습법은 운동 기술을 이루고 있는 하위 요소의 연습 순서에 따라 순행연습법과 역행연습법으로 구분할 수 있다. 예를 들어 테니스 서브를 연습할 때 준비 자세에서부터 백스윙, 토스 등 순서와 같이 처음 하위 요소부터 연습하는 것을 순행 연습법이라 하며, 임팩트, 스윙 동작, 토스 등의 순서와 같이 처음 하위 요소부터 연습하는 것을 역행 연쇄법이라고 한다. 역행 연쇄법은 정신적 또는 신체적으로 장애가 있는 사람들에게 매우 효과적인 연습 방법이 될 수 있다.

　반복적 분습법은 첫 번째 요소를 연습한 후, 첫 번째와 두 번째 요소를 결합하여 연습하고, 그리고 마지막 요소도 첫 번째와 두 번째 요소와 결합하여 연습하는 방법이다.

　운동 기술의 특성에 따른 전습법과 분습법의 효과적 활용은 다음과 같다. 전습법은 '동작이 연속적으로 연결되는 부분 동작으로 구성되어 있을 때, 동작이 단순할 때, 장시간 주의 집중을 할 수 있을 때, 기술이 숙달되어 있을 때' 활용하면 효과적이다. 분습법은 '동작이 서로 독립적인 부분 동작으로 구성되어 있을 때, 동직이 매우 복잡할 때, 장시간 주의집중 할 수 없을 때, 특정한 부분 동작의 학습에 어려움이 있을 때 활용하면 효과적이다.

〈 분절화의 형태 〉

5) 연습기법의 활용

(1) 가이던스 기법
- 의미 : 신체적, 언어적, 시각적인 방법을 사용하여 학습자의 운동수행에 직접적으로 도움을 제공하는 과정
- 장점 : 수행자의 오류를 줄인다. 두려움을 없애고 부상을 예방한다.
- 단점 : 지나치게 의존한다.

(2) 정신연습 : 운동학습과 수행을 촉진하기 위한 의도를 갖고 대근운동이 일어나지 않는 상태에서 신체활동 과제를 상징적으로 또는 인지 언어적으로 예행연습하는 것이다.

2. 파지와 전이

1) 파지

(1) 개념 : 연습으로 향상된 운동수행력을 오랫동안 유지하는 능력
(2) 파지에 영향을 미치는 요인 : 운동과제의 특성, 환경의 특성, 학습자의 특성

2) 전이

(1) 전이의 종류
- 전이의 양에 따라 : 정적전이, 부적전이, 중립적 전이
- 전이의 방향에 따라 : 순행적 전이, 역행적 전이
- 영향력의 방향에 따라
  a. 정적전이
  ·운동기술 요소의 유사성
  ·수행상황의 유사성
  ·연습조건과 전이조건 간의 인지처리 활동의 유사성

b. 부적전이

· 지각정보의 특성은 유사하지만 움직임 특성이 다른 경우

c. 영전이(=중립적 전이)

▸ 영향력을 미칠 때의 조건

a. 과제 간 전이 : 이전에 배운 기술 → 새로운 기술

b. 과제 내 전이 : 서로 다른 연습조건 → 같은 과제

(2) 전이에 영향을 미치는 요인

▸ 과제의 유사성 · 선행과제의 연습 · 훈련의 방법 · 운동기술의 복잡성과 조직성 · 초기 학습

(3) 전이의 활용

▸ 교수 상황과 최종검사 상황과의 유사성을 극대화시켜라
▸ 원초 과제에 대한 경험을 충분히 하도록 해라
▸ 개념과 원리를 가르칠 때 다양한 예를 제공하라
▸ 과제의 중요한 특성을 확인하고 명명해주라
▸ 큰 전이를 기대하기 위해서는 반드시 운동기술의 일반원리를 이해시켜라.

V. 피드백 제시방법과 효과

1. 피드백

1) 피드백의 종류
   (1) 감각피드백 : 내재적 피드백
   (2) 보강피드백 : 외재적 피드백

2) 피드백의 기능 : 정보제공, 강화, 동기유발, 주의집중

3) 보강피드백의 분류
   (1) 수행지식 : 동작의 유형, 질적 정보, 폼
   (2) 결과지식 : 움직임의 결과, 양적정보
   (3) Newell의 범주화
   ① 처방정보 : 언어적 설명, 시범, 매체
   ② 정보피드백 : 동시적 피드백 : 현재의 움직임 상태 / 종료 피드백 : 완료된 후의 움직임 특성과 연속성
   ③ 전환정보 : 운동기술의 수행에 적절한 협응형태를 형성하는 지각-운동 활동영역의 탐색을 활성화시키는 제어변수이다.

4) 보강 피드백 정보의 활용 : 학습자의 현재 기술수준과 정보를 처리할 수 있는 능력을 고려하여 학습자가 이해할 수 있는 정보를 제공해야 한다.

2. 수행지식의 제공

1) 언어적 설명
오류정보를 수정하는데 필요한 언어적 설명과 표현이 필요하다.

2) 영상자료의 설명
영상자료를 활용하여 운동수행 장면을 관찰함으로써 운동기술에 관련된 구체적인 정보를 보여준다.

3) 바이오피드백
(1) 개념 : 학습자가 눈으로 확인할 수 없는 관절의 위치, 근육의 활동수준, 힘의 생성, 신체 중심의 위치의 변화에 대한 정보를 제공하는 것이다.
(2) 장점 : 수행자에게 정확하고 객관적인 정보를 제공해 줄 뿐만 아니라 운동수행이 진행되고 있는 도중이나 수행이 끝난 후 바로 수행관련 정보를 제공할 수 있어 적절한 시기에 오류를 수정할 수 있다.
(3) 감각시스템을 통해 얻을 수 없는 운동학적 정보들을 보강적으로 제공하기 때문에 운동학습을 더욱 촉진시키게 된다.

3. 결과지식의 제공

1) 결과지식의 빈도
(1) 상대빈도와 절대빈도
(2) 점감 결과지식 : 획득단계에는 자주 제공하다가 파지단계에는 간헐적으로 제공(점차 감소)
(3) 요약 결과지식
(4) 평균 결과지식

2) 결과지식의 정밀성
: 학습초기단계에는 학습자의 수행에 대한 일반적인 정보를 제공하고 학습자의 기술수준에 대한 지식이 향상됨에 따라 보다 세밀한 정보를 제공한다.

3) (역)수영범위 결과지식
(1) 수용범위 : 목표수용에 대한 오류의 범위
(2) 정보의 제공기능 + 학습자의 동기 강화
(3) 운동기술 수행의 일관성 및 파지에 효율적

4) 결과지식의 제시 시기
(1) 결과지식의 지연간격 : 적절해야한다.
  - 너무 길면 잊어버릴 우려 / 너무 짧으면 오류수정의 시간 불충분
(2) 결과지식의 제시 후 지연간격 : 적절한 간격

4. 자기통제 피드백 정보제공 방식의 개념과 특징

학습자에게 운동기술의 학습에 필요한 정보를 효율적으로 제공하기 위해서는 학습자의 특성과 인지적 과정을 정확하게 파악하는 것이 중요하다. 그러나 실제 학습 현장에서는 교사가 학습자에게 운동기술의 학습에 필요한 정보를 일방적으로 제공하는 의사 전달 과정에 의존하는 경향이 있다. 따라서 교사로부터의 일방적인 정보 제공이 아닌 학습자의 요구와 상태에 따른 교사와 학습자 간의 상호적인 의사 전달 과정을 통하여 정보가 제공된다면 보다 효율적인 운동기술의 학습이 이루어질 수 있다. 이렇게 학습자와 교사 간의 상호작용의 측면을 강조하여 제시된 것이 자기통제 피드백이다.

이는 정보를 처리하는 학습자의 인지적 노력에 초점을 두고 있으며, 능동적인 인지적 처리과정이 운동기술 학습에 절대적인 영향을 미친다는 것을 전제로 하고 있다. 학습자의 인지적인 노력은 학습자 스스로가 필요하다고 생각되는 정보를 교사에게 요구하여 획득하는 과정으로 나타난다.

따라서 전통적으로 제시되는 다양한 피드백의 형태와 같이 교사에 의해서 미리 결정된 피드백 정보를 제공하는 것이 아니라, 학습자 스스로 인지전략을 세움으로써 능동적으로 학습에 참여하게 되고, 교사는 학습자의 요구에 부합하는 정보를 제공하게 된다. 이러한 피드백 정보의 제공 방법은 교사와 학습자간의 상호작용이라는 측면에서 볼 때 효율적인 피드백 제시방법이라고 할 수 있다.

PART 04. 운동과 건강

04

에듀컨텐츠·휴피아

Ⅰ. 운동과 처방

1. 운동처방의 개요

오늘날 많은 사람들이 처해있는 건강의 저해 요인 속의 환경에서 건강유지와 증진을 위해 많은 노력을 하고 있다. 우리나라의 경우 각종 질병에 의해 40대의 사망률이 세계 1위를 기록하고 있는 안타까운 현실에 놓여 있다. 흔히 말하는 성인병은 현대인들의 운동부족에 의해 알게 모르게 발병된다. 하지만 건강을 위해 운동을 하더라도 무슨 운동을 어떻게 그리고 어느 정도로 얼마나 자주 해주는 것이 좋은지 하는 문제는 그리 쉽지가 않다. 설령 자신에게 맞지 않는 운동으로 오히려 역효과를 초래하는 경우가 있다. 운동을 적당히 하면 몸에 좋지만 과하게 되면 신체장애가 올 수 있다.

따라서, 최근 운동생리학, 스포츠의학의 연구는 효과적인 운동방법의 고안에 큰 진보를 보이고 있으며, 그 학문적 논리를 정립하여 운동처방이라는 새로운 학문 영역이 개척되어 왔는데 "개인의 바람직한 체력의 획득을 목표로 하여 각 개인의 체력수준에 맞는 적절한 운동의 양과 질을 결정하는 것을 말한다. 다시 말해, 신체활동을 체계적이면서도 개인의 특성에 맞도록 운동형태(exercise type), 운동강도(exercise intensity), 운동시간(exercise duration), 운동빈도(exercise frequency) 및 운동단계(exercise progression)로 구성하는 행동 계획을 말한다.

2. 운동처방의 원리

1) 과부하의 원리

우리 몸은 일정부하가 자극되면 일시적인 반응이 나타나지만 지속적인 자극은 영구적으로 원래의 상태대로 돌아가려는 경향인 항상성에 의해 적응현상이 나타난다. 그러므로 한 기관의 기능을 발달시키기 위해서는 일상적인 기능의 수준 이상으로 부하를 주어야 한다. 이와 같이 일정수준 이상의 부하를 일정기간 이상 지속하거나 반복해 주는 것을 말한다. 또한 개인의 체력수준에 맞게 운동형태, 운동강도, 운동시간, 운동빈도가 결정되어야 한다.

2) 점진성의 원리

운동을 할 때 준비운동(warming-up)을 하듯이 운동초기에는 가볍게 시작해서 본 운동 시에는 목표한 강도 정도의 운동을 해야만 무리 없이 운동을 수행해 낼 수 있다. 만약 갑자기 운동부하를 높여서 실시하게 될 경우 인체에 무리를 주게 될 수 있으며, 항상 낮은 강도에서 실시하게 된다면 운동량에 의해 기능발달을 이루어 내기가 힘들 것이다. 운동이라는 자극을 통해 인체에 뚜렷한 변화를 가져오는 것은 최소한 몇 개월에서 몇 년이 소요되는 것이다. 따라서 운동강도나 운동량을 점차적으로 증가시켜 기능과 체력을 더욱 높여가야 할 것이다. 몸은 일정부하가 자극되면 일시적인 반응이 나타나지만 지속적인 자극은 영구적으로 원래의 상태대로 돌아가려는 경향인 항상성에 의해 적응현상이 나타난다. 그러므로 한 기관의 기능을 발달시키기 위해서는 일상적인 기능의 수준

3) 반복성의 원리

운동은 반복적으로 실시해야 효과가 있다. 일시적 또는 간헐적, 집중적인 운동은 효과가 크지 않으며, 오히려 상해의 원인이 될 수 있다. 운동은 규칙적으로 반복해야만 충분한 효과를 기대할 수 있다.

4) 개별성의 원리

각양각색인 사람들에게 천편일률적으로 운동을 실시하게 할 수는 없다. 각자의 체력상태와 기호 등을 고려해야 할 것이다. 어떤 사람에게는 낮은 강도가 다른 사람들에게는 높은 강도가 될 수가 있는 것이다. 따라서 개별성의 원리는 각 개인의 차를

인정하여 개인의 체력과 기호 등에 알맞게 운동을 처방하고자 하는 것이다.

3. 운동처방의 절차

운동처방의 유효영역은 운동강도와 신체조건에 따라 운동의 안전성을 감안하여 운동처방을 할 수 있는 영역을 말한다. 앞서 언급한 운동처방의 기본원리 중 개별성의 원리는 개인차를 인정하는 것으로 운동처방의 유효영역 역시 개인차를 인정하여 안전하면서 충분히 효과를 낼 수 있는 운동범위를 가리키는 것이다.

운동처방의 유효영역은 운동강도가 좋고 나쁨에 따라 안전한계와 유효한계가 변화되고 신체조건의 좋고 나쁨에 따라 역시 안전한계와 유효한계가 변화된다. 유효한계 이하의 강도에서는 운동의 효과를 기대하기 어렵고, 안전한계 이상의 강도에서는 위험이 따르게 된다. 즉 A 지점은 안전한계와 유효한계가 만나는 지점으로 이지점보다 신체 조건이 나쁜 경우 안전한계가 유효한계보다 낮아지게 되므로 유효한 운동은 모두 위험성이 있는 것을 의미한다.

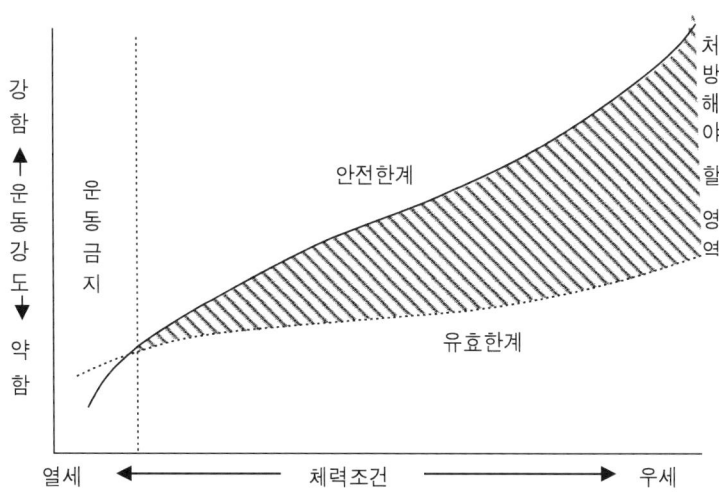

〈 신체조건에 따른 운동의 안전한계, 유효한계와의 관계 〉

병원에서 환자를 치료하는데도 일정한 절차가 있듯이 운동처방의 과정에서 그 절차가 일반적인 운동처방의 절차를 살펴보면 다음과 같다.

사전검사	● 운동습관 ● 식생활습관 ● 현재의 건강상태 ● 개인병력 및 치료상태 ● 가족병력 운동예비 질문
의학검사	● 혈압검사 ● 폐기능 검사 ● 안압검사 ● 심전도검사 ● 뇨검사 ● 빈혈검사 ● 혈액생화학검사 ● 간기능 검사 ● 초음파검사 ● 심장 및 지질검사 ● 신장검사 ● 당뇨검사
체력 및 신체조성 검사	● 신장, 체중, 신체둘레 측정 ● 비만도 측정
체력검사	● 근력 검사 ● 근지구력 검사 ● 순발력 검사 ● 유연성 검사 ● 민첩성 검사 ● 심폐지구력 검사 ● 근관절 기능 검사
운동부하 검사	● 트레드밀 및 암에르고미터 운동을 통한 부하 검사 (ECG, VO_2max, HRmax, BP, AT 등)
상담 및 처방	연령, 성별, 운동능력 수준에 따른 운동 프로그램 작성 및 처방

Ⅱ. 운동과 체력

1. 운동의 효과

1) 심장기능에 미치는 효과

① 심박수에 미치는 효과

에어로빅 운동을 지속적으로 실시해 온 사람들과 훈련이 되어 있지 않은 사람들을 비교하면 심박수에서 차이를 나타나는데 이는 심장의 예비력이 강화 되어있기 때문이다. 운동 첫날의 안정시와 운동 중 그리고 회복시의 심박수의 변화는 시간이 경과 될 수록 심박수가 현저하게 낮아졌을 뿐만 아니라 회복시의 소요 시간도 단축됨을 알 수 있는데 이는 심장의 예비력이 그만큼 훈련에 의해서 강해졌음을 나타내는 것이라 하겠다.

산소 운반의 기능을 결정하는 가장 기복적인 요소로서 심장을 들 수 있다. 운동을 지속적으로 하게 되면 적절한 운동을 수행하기 위해서는 심장 구조가 운동 전과는 달라지게 된다. 이는 다음과 같은 두 가지의 기능적인 관점에서 살펴볼 수가 있다.

Ⓐ 심장은 많은 양의 혈액을 한꺼번에 내보낼 수 있도록 충분히 모으기 위해 크기가 커진다. Ⓑ 혈액은 한꺼번에 충분히 내보낼 수 있도록 그 벽이 튼튼해야 한다.

혈액을 실제로 내보내는 것은 심장 중에서도 좌심실이기 때문에 좌심실 비대 현상이 주로 나타나게 되는데 이러한 현상은 심실의 크기가 커지는 것과 그 벽을 구성하는 심장 근육이 발달했기 때문이다. 운동선수의 심장 구조는 장시간 트레이닝의 자극에 대한 적응 과정을 통하여 스포츠 활동에 대한 적절한 능력을 발휘할 수 있는 특성을 가진다는 점에서 "스포츠 심장"으로 불린다.

심박수의 특성

① **일반인 평균 심박수 : 분당 70회(안정시)**
② **아주 잘 훈련된 남녀 선수 : 분당 40~50회 정도(안정시)**
③ **운동성 서맥현상이라고 함**
④ **원인 : 심장용적 증대, 심근 수축력의 증가로 인한 심장의 1회 박출량 증가**

---

② 심박출량에 미치는 영향

심박출량은 심장이 1분간 박출하는 혈액량인데, 이것은 1분간의 심박수에다 좌심실에서 매 박동마다 펌프되는 혈액량인 1회 박출량을 곱하여 계산한다. 장시간 유산소 운동능력을 가진 사람은 분당 40㎖까지 이르나, 낮은 운동 능력을 가진 사람은 20~25㎖ 정도 밖에 되지 않는다. 일반인의 안정시 1회 심박출량은 50~70㎖, 최대 심박출량은 100~120㎖이지만, 운동선수는 안정시 70~100㎖ 최대는 150~170㎖ 정도이며, 특히 장거리 지구력을 요하는 선수들은 200㎖ 이상 되기도 한다.

장거리 지구력을 필요로 하는 선수가 높은 심박출량을 나타내는 주된 원인은 일반인의 경우 1회 심박출량은 최대로 섭취할 수 있는 산소섭취량의 40%에서 최대로 이르고 그 이상에서는 더 이상 증가되지 않지만 지구성 선수의 경우에는 보다 좋은 강도까지 1회 박출량이 증가하기 때문이다.

2) 폐기능에 미치는 효과

성인의 폐에는 약 253억 개의 폐포가 있는데, 공기가 좁은 관속을 흐를 때 저항이 생겨 저항을 낮추기 위하여 폐포는 표면활성 물질이라 불리는 부드러운 지방 단백질로 덮여져 있다. 폐의 영양 공급은 기관지 동맥에 의해 이루어져 있으며, 폐의 혈류량은 보통 심박출량의 1% 정도이나 심한 운동 중에는 10% 이상이 된다.

안정시 심장은 분당 약 6ℓ의 혈액을 폐에 보내어 폐포와 모세혈관 사이의 가스교환이 이루어지도록 한다. 폐에는 약 300억 개의 모세혈관이 있으며, 모세혈관과 폐포

표면이 접하는 면적은 약 70㎡이다. 안정시 심박출량을 분당 6ℓ라고 하면, 적혈구가 폐포내에 지체하는 시간은 1초 이하가 되며, 심한 운동으로 심박출량이 증가하면 더욱 짧아지게 되지만 정상적인 폐는 산소의 흡입과 탄산가스의 방출이 충분하게 이루어지고 안정시나 가스교환 능력은 변하지 않게 된다.

안정시 한번 호흡하는 양은 400~600mℓ이고 분당 호흡수는 10~15회이다. 따라서 분당 환기량은 4~15ℓ(400~600㎖×10~15회=4~15ℓ)가 된다. 그러나 단련자의 경우 최대 운동 중에는 안정시에 비하여 25~30배가 높은 130~180ℓ까지 상승한다. 반면에 체력 수준이 낮은 사람의 경우에는 도달할 수 있는 최대 운동 능력이 적고, 이에 따라 최대 환기량, 산소소비량, 이산화탄소 생성량이 감소되기 때문에 환기 효율이 떨어지게 된다.

이와 같이 운동을 하지 않게 되면 연령이 증가함에 따라 기도 저항이 증가하게 되고, 폐포의 탄성이 감소하여 폐활량을 포함한 모든 폐기능이 감소하게 되어 폐쇄성 및 제한성 폐질환이 서서히 진행하게 된다.

체중 1kg당 1분 동안 섭취할 수 있는 산소의 양을 최대산소섭취량이라고 하는데, 세계 일류 마라톤 선수의 최대산소섭취량이 80㎖ 정도인데 비하여 일반 운동선수들은 50~60㎖ 정도이며 20~30대 일반 성인은 40~50㎖ 정도이고 60대는 30㎖ 정도이다. 이처럼 최대산소섭취량은 나이에 따라 저하되나 반대로 운동을 지속적으로 하게 되면, 기도의 저항을 감소시키는 동시에 폐포의 탄력성을 증가시켜줌으로 연령 증가에 따라 나타날 수 있는 폐질환의 예방과 치료에 효과적임은 물론 최대산소섭취량을 증가시켜 심폐지구력을 향상시킨다.

운동이 심폐기능에 미치는 효과

① **호흡** : 분당 환기량 증가, 호흡근 발달, 폐포확산 능력 증가
② **심박출량** : 심장의 용적 증가, 심장근 발달, 정맥환류량 증가
③ **혈액량 및 헤모글로빈 함량 증가, 혈류량의 증가**
④ **근육 내 마이오글로빈 증가, 유산소성 효소의 활성화**

3) 혈압에 미치는 효과

혈압은 혈관벽의 압력으로써 수축기(최대) 혈압은 운동 강도가 강할수록 증가하는데 강한 운동시 200mmHg 이상 상승한다. 운동 후 회복시 거의 대부분 10분 이내에 안정시 수치로 회복됨을 알 수 있다. 확장기(최소) 혈압은 주로 말초혈관 저항과 관련되는데, 운동시 약간 상승되거나 변화가 없거나 오히려 다소 떨어진다.

이러한 현상은 내장 영역의 혈관은 수축하는 반면 운동 근육의 혈관 확장으로 인해 총 혈관저항은 다소 감소하기 때문이다. 특히 운동시 근육의 길이가 변화되는 등장성(동적) 운동은 만성 고혈압 환자의 혈압을 내리는 운동으로 효과적이다. 그러나 등척성(정적) 운동은 심장질환자 및 고혈압 환자의 혈압을 상승시키며, 특히 운동 후 안정시 이하로 확장기 혈압이 감소하는 저혈압 현상이 나타나서 위험할 수 있으므로 주의해야 한다. 또한 팔 운동은 다리운동보다 확장기 혈압을 상승시키므로 심장에 걸리는 일시적인 스트레스가 커지기 때문에 심장혈관계 질환자에게는 위험하므로 유산소적인 등장성 운동(동적인 운동)을 하여야 한다.

운동이 혈관에 미치는 효과

① 운동 중 혈류량의 변동을 통한 동맥벽의 탄력성 증대
② 혈관벽의 콜레스테롤 침착을 방지하여 동맥경화를 예방

〈 일반인과 스포츠맨의 수축기 혈압 비교 〉 (단위 : mmHg)

구 분	20대	30대	40대	50대	60대
일반인	120mmHg	122mmHg	125	131	145
스포츠맨	115mmHg	116mmHg	117	121	125

4) 근육기능에 미치는 효과

인체 체중 중 약 40%에 해당하는 많은 비중을 차지하는 근육은 뼈에 부착되어 있는 골격근으로서 횡문근 또는 수의근이라고도 한다. 인체의 근섬유가 유산소성(지구력) 및 무산소성(단거리) 상태에서 운동수행을 할 수 있지만 어떤 근섬유는 생화학적으로 유산소성으로 활동하는데 더 적합(적근섬유, 연축근섬유)하고, 반면에 그 나머지 근섬유는 무산소성으로 활동(백근섬유, 경축근섬유)하는데 더 적합한 특성을 지니고 있다.

근육의 발달을 크게 나누면 연령에 따라 자연적으로 발달하는 경우와 인위적인 트레이닝에 의하여 발달하는 경우 두 가지가 있다. 남자의 자연적인 발달 상황을 보면 출생시에는 근육량이 전 몸무게의 약 23%이고 8세 때에는 27%, 15세 때에는 33%, 16세 때에는 44%로 빨리 증가하며 20세 안팎에는 근육의 발달이 절정(Peak)에 이르게 된다. 그리고 그 후에는 점차적으로 줄어들게 된다. 근력은 사용하지 않으면 그 크기가 줄어든다. 독일의 빌헬름 루우(willhelm Roux)는 인간의 신체는 사용하지 않으면 퇴화한다고 했다.

근섬유의 발달 비율은 항상 운동의 양과 비례하는 것은 아니다. 예를 들면 키가 다 자란 나이인 성인기인 경우에는 운동으로 인한 근육의 크기의 변화가 적다. 그리고 대학생인 경우에도 키가 크고 체격(Physique)이 가는 편인 사람은 중간키의 사람에 비해서 운동으로 인한 근육 크기의 변화가 적다. 또한 땀이 덜 나는 가을과 겨울철에 굵어졌던 근육이 땀이 많이 나는 여름철에는 줄어든 예도 있다.

① 근육의 비대

웨이트 트레이닝의 훈련 결과로 근육이 굵어지는 것은 각 근육의 횡단면적이 증가하기 때문이다. 근섬유의 직경이 증가하는 것을 이상 비대라 한다. 훈련을 받은 근육에서는 근섬유의 직경이 상당히 변한다. 운동 프로그램을 강화시키는 목적은 작은 근섬유를 크게 하려는 것이다. 이미 이상 비대한 근섬유는 현재의 큰 근섬유의 횡단면적보다 더 커지는 일은 거의 없으나 많은 근육이 이 크기에 도달한다.

> ### 근육 근비대의 원인
>
> ① 근 섬유당 근원섬유 수의 증가
> ② 전체 단백질량의 증가
> ③ 근 섬유당 모세혈관 밀도의 증가
> ④ 건, 인대 조직의 양 증가
> ⑤ ATP, PC, 글리코겐, 미토콘드리아와 여러 효소의 증가

　웨이트 트레이닝에 의해서 얻어진 골격근 비대는 일반적으로 모세혈관 밀도의 증가로 이루어진다. 달리기, 수영, 자전거 경기 같은 종목을 위한 장시간 동안의 지구력 훈련으로 근육이 비대해져 골격근의 모세혈관 밀도가 증가된다. 운동선수의 각 근섬유당 평균 1.5개의 모세혈관이 분포되어 있는 반면 비단련자는 근섬유당 1개의 모세혈관이 분포되어 있다. 운동을 하면 근섬유당 모세혈관의 분포가 많아지기 때문에 근육 속에 원활하고 충분한 산소와 영양을 공급하고 대사의 부산물인 노폐물을 제거하는 능력이 향상된다.

② 근력의 증가

　선행 연구에 의하면, 남녀노소에 관계없이 근육 1㎠당 작게는 4kg으로부터 8kg까지의 힘을 내어서 평균 6kg의 힘을 낸다는 사실을 알아내게 되었고, 근력의 세기는 근육의 부피에 비례하고 또 근육 속에 비축되어 있는 에너지의 양에 따라 좌우된다. 보통 때는 이 신경 단위들이 시간적으로 각각 달리 움직이지만 필요할 때에는 몇 개의 운동 단위들이 협동하기도 하고, 근육 전체가 동시에 작용하기도 한다. 운동 훈련이나 연습은 신경의 협응이 잘되게 하고 운동신경들의 동시 활동을 잘하게 한다.

　우리가 근력 훈련을 멈추게 되면 근력은 점차적으로 줄어든다. 이때의 감소율을 보면 트레이닝 중에 근력 증가율이 높았던 쪽이 감소율도 역시 크다. 다시 말해서 빠른 속도로 증가된 근력은 줄어들 때에도 그만큼 빠른 속도로 줄어드는 것이다.

③ 파워의 증가

　파워란 동적인 상태에서 갑자기 근육의 길이가 짧아지면서 수축하는 등장성 수축시

에 내는 동적인 순발력을 의미하며 힘(Force)×속도(velocity)로 표시된다. 파워는 과부하의 원리(principle of over load)를 적용시킴으로써 발달시킬 수 있다. 예를 들면 자기가 들 수 있는 중량(Weight)을 선택하여 운동을 계속하다가 10회 반복할 수 있으면 중량을 다시 더 들어 올려서 운동을 점차적으로 하면 된다.

다시 말하면 60kg를 겨우 들 수 있는 사람이 얼마간의 훈련과 연습으로 19회를 들수 있게 되면 중량을 더 올려 60kg보다 더 무거운 것으로 훈련해야 하는데 이때 주의할 것은 파워는 "힘×속도" 임으로 힘은 30% 정도를 사용하고 속도를 100%로 하는 것이 파워를 최대로 낼 수 있게 된다는 사실을 잊어서는 안 된다.

그리고 운동 훈련의 빈도는 최소한 1주일에 4회로 월요일부터 목요일까지 계속해주는 것이 좋다. 파워의 발달을 남녀별로 살펴보면 남자는 20세로부터 30세까지가 최고로 발달하고 여자는 사춘기까지 계속 발달하다가 그 이후로는 크게 발달되지 않는다. 그러나 여자도 20세 전후까지는 훈련과 연습에 의해서 파워의 발달이 계속 유지될 수 있다.

④ 효율성의 증가

오랫동안 운동을 훈련하고 연습하게 되면 같은 동작이라도 적은 에너지를 들여서 경제적으로 수행하게 된다. 이렇게 효율성이 높아지는 이유는 운동할 때 부하나 힘의 선정에 있어서 적정률을 적용하게 되고, 근육과 신경의 조화가 잘 이루어지며, 불필요한 지방조직을 없애고 산소의 이동률이 높아지기 때문이다.

보통 자동차의 효율성은 20~25%라고 하는데, 사람도 일반인의 경우 자동차와 비슷한 효율성을 내지만 훈련이나 연습에 의해서 단련된 사람은 약 40%까지 높은 효율성을 갖게 된다고 한다.

⑤ 근지구력의 증가

운동의 결과로 인해서 또 하나 얻어지는 효과는 근지구력의 증가이다. 운동을 하면 근육 안의 모세혈관의 수가 증가하여 필요한 조직에 산소의 공급을 더 원활히 할 수 있게 된다. 근육이 수축할 때에는 근섬유로부터 칼륨이 빠져나가고 회복될 때에 다시 들어온다고 알려졌는데, 한 연구에 의하면 운동의 결과 근육 안의 칼륨 함량이 많아지고 또 운동 할 때 칼륨의 감소를 적게 함으로써 훈련과 연습이 되지 않은 근육보다 운동에 보다 더 오래까지 견딜 수 있게 된다고 한다. 이와 같이 운동으로 훈련된 근육은 피로도가 낮으며 산성에 견디는 힘이 더 강한 것이다.

⑥ 자세의 교정

운동의 효과 중에서 건강이나 생리적인 이점보다도 오히려 심리적인 이점을 갖고 있는 것이 자세에 관한 것이다. 운동으로 단련된 보기 좋은 체격과 자세는 심리적·미적으로 자신감을 갖게 하고 자존심을 갖게 하며 다른 사람들에게 주는 인상을 역시 좋게 한다. 그러나 배가 나오고 근육에 탄력이 없어 처지게 되면 건강뿐 아니라 자세에도 좋지 않고 다른 사람들에게도 결코 좋은 인상을 줄 수 없다.

〈 각종 운동에 따른 칼로리 소모량 〉

운 동	55kg	64kg	73kg	82kg
자전거 타기(시속20~22.5km)	576	672	768	864
자전거 타기(시속22.5~25.5km)	720	840	960	1,080
사이클 운동기구 타기(중간속도)	504	588	672	756
사이클 운동기구 타기(빠른속도)	756	882	1,008	1,134
달리기(1분에 130m 가는 속도)	576	672	768	864
달리기(1분에 160m 가는 속도)	720	840	960	1,080
에어로빅(낮은 강도)	360	420	480	540
에어로빅(높은 강도)	504	588	672	756
볼룸댄스	324	378	432	486
복싱(펀치백)	432	504	576	648
미용체조	576	672	768	864
서킷 트레이닝	576	672	768	864
집안 청소	216	252	288	324
크로스컨트리 스키 머신(싸이클론)	504	588	672	756

2. 체력

1) 체력의 개념

체력이란 신체기능에 의한 운동수행능력과 건강유지를 위한 기본적인 능력으로서 "주어진 환경의 범위내에서 자극에 대해 보다 적극적인 반응을 나타내기 위한 기능적이며 소질적인 신체적 능력으로 가장 적절한 효율로써 신체를 이용할 수 있는 능력"으로 규정된다.

체력이란 용어는 학자에 따라 목적과 방법에 의한 견해의 차이에 따라 여러 용어로 쓰여지고 있다. 체력은 신체적 활동의 기반이 되는 신체적 능력으로 "physical fitness" 즉, 신체적성으로 해석된다. 최근에는 체력이란 용어를 "physical resource"라고 주장하는 학자도 있다. 이처럼 체력의 개념을 간단하게 정의하는 것은 그리 용이하지 않기 때문에 학자들마다 다소 차이가 있다.

이시코(Ishiko)는 체력을 운동능력과 관련시켜 "운동을 일으켜 수행하는 능력, 운동을 지속하는 능력, 운동을 적절하게 조절하는 능력"이라고 했으며, 신체적 측면에 사회적, 정서적인 측면을 모두 포괄하는 의미로 해석, 이카이(Ikai)는 "체력은 적극적인 작업수행에 신체의 행동력과 스트레스를 참고 견디는 방위력을 의미한다"고 해석, 헤팅거(Hettinge)는 "체력은 근력, 지구력, 민첩성의 세 가지 요소를 종합한다"고 해석, 큐레톤(cureton)은 "병이 없고, 치아가 좋고 청력과 시력이 정상적이며, 정상적인 정신 상태를 유지하고, 신체를 조정할 수 있으며, 작업을 오랫동안 지속하더라도 능률이 저하되지 않는 상태"라고 해석, 클라크(Clark)는 체력을 과도한 피로감 없이 정력적으로 민첩하게 매일의 업무를 수행할 수 있는 능력 또는 충분한 에너지를 가지고 여가를 즐기거나 예견할 수 없는 긴급한 일을 맞이했을 때 이에 대처할 수 있는 능력과 더불어 힘든 조건에서도 참고 견디며 일을 지속적으로 해 낼 수 있는 능력으로 해석, WHO(세계보건기구)는 체력을 주어진 상태에서 근육운동이 요구되는 작업을 만족스럽게 수행하는데 필요한 능력이라 정의하였다.

이상과 같이 체력은 인간의 신체활동의 기초가 되는 신체적 능력으로 광의의 체력은 행동력과 정신력을 종합한 힘의 발현력을 의미하며, 협의의 체력은 정신력을 배제한 적극적 인간수행력(human performance)에 의미를 두고 있다. 따라서 체력이란 형태, 기능, 정신을 포함하여 신체가 지니고 있는 모든 성질의 총합으로 신체자원(physical resource)의 개념으로 받아들일 수 있다.

2) 체력의 구성요소

체력의 요소에 대한 연구는 19세기 말부터 현재까지 지속되고 있으며, 크게 신체적 요소와 정신적 요소로 양분하고 있다.

가장 많이 인용되고 있는 체력의 요소는 인간의 환경에 대하여 적극적으로 활동을 펴가는 능력을 활동력 또는 행동체력(fitness for performance)과 환경의 변화에 대응하여 인간이 건강을 유지하고자 소극적으로 활동을 펴가는 능력을 저항력 또는 방위체력(fitness for protection)으로 구분하는 것이다.

〈 이시코(Ishiko)의 체력 분류표 〉

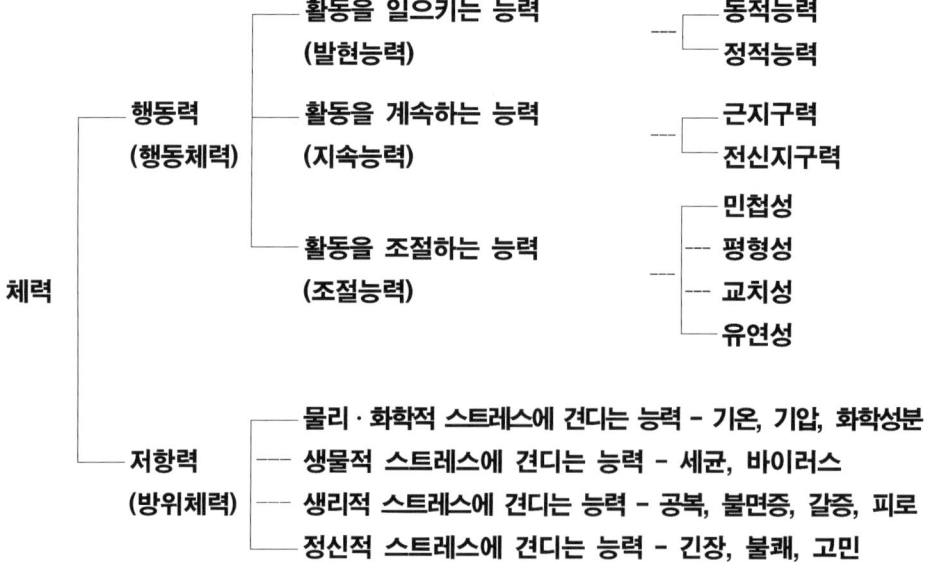

(1) 행동체력

행동체력(활동력)은 활동을 일으키게 하는 발현능력, 활동을 계속하게 하는 지속능력 그리고 활동을 조절하는 조절능력으로 구분되어진다. 발현능력요소에는 근력과 순발력이 포함되고, 지속능력에는 근지구력과 전신지구력이 포함되며, 운동의 조절능력에는 민첩성과 평형성, 교치성, 유연성을 들 수 있다.

발현능력과 지속능력은 쓰면 쓸수록 강화되고 쓰지 않으면 퇴화되는 가역적인 반면, 운동을 조절하는 능력은 에너지와는 상관없이 영구적이라 할 수 있다.

발현능력

근 력: 정적인 상태에서 근군이 최대로 발휘할 수 있는 힘

순발력: 동적인 상태에서 근육이 발휘되는 힘
   (던지기, 때리기, 차기 등 순간적으로 발휘하는 힘)

지속능력

근지구력: 근군이 정적 또는 동적인 상태에서 오랫동안 지탱할 수 있는 힘
   (오래 매달리기, 턱걸이 등에서 발휘되는 힘)

전신지구력: 운동을 지속적으로 수행할 수 있는 힘
   (심폐지구력: 장거리 달리기, 마라톤 경기 등에서 발휘되는 힘)

> ### 조절능력
>
> **민첩성**: 전신 또는 일부분의 운동이나 운동의 방향을 변화시키는 정확함, 재빠름, 용이함에 관계되는 능력
> ① 각종 스포츠의 수행에 필요한 능력
> ② 몸을 피하면서 달리기
> ③ 갑자기 한발로 점프하기
> ④ 장애물넘기
> ⑤ 지그재그 런 등
>
> **평형성**: 신체의 운동을 제어하고 신체의 평형을 계속하는 능력
> ① 물체의 평형을 유지하는 능력(축구에서 볼을 머리에 얹어 놓는 일)
> ② 정적 평형성(물구나무서기)
> ③ 동적 평형성(스케이팅)
>
> **교치성**: 운동의 노련한 기술
>
> **유연성**: 관절의 가동범위로 근육과 인대, 건 등의 결체조직의 신장 능력

(2) 방위체력

인간이 환경의 변화에 건강을 지탱하고자 저항하는 능력으로 크게 물리·화학적 스트레스에 견디는 능력, 그리고 생물적, 생리적, 정신적 스트레스에 견디는 능력을 들 수 있다. 첫째, 물리·화학적 스트레스에 견디는 능력은 기온과 기압, 화학성분 등에 견디는 능력을 말한다. 둘째, 생물적 스트레스에 견디는 능력이란 세균, 바이러스 등에 인체가 견디는 능력을 말한다. 셋째, 생리적 스트레스에 견디는 능력은 공복, 불면증, 갈증, 피로 등에 견디는 능력을 말한다. 넷째, 정신적 스트레스에 견디는 능력은 긴장, 불쾌, 고민 등에 견디는 능력을 말한다.

한편, 큐리톤(Cureton)은 체력은 신체적성(physical fitness)과 운동적성(motor fitness)으로 대별하고 이를 다시 근력, 순발력, 지구력, 민첩성, 평형성, 유연성으로 구분하였다.

3) 건강체력

　행동체력은 일이나 작업에 의하여 생리적인 스트레스를 발생시킨다. 행동체력과 관련한 많은 연구들에서는 행동체력이 우수한 사람일 경우 방위체력 역시 우수한 것으로 보고되고 있다. 예를 들면 장기간 유산소운동을 지속한 사람의 경우 심혈관계 기능의 향상, 체지방의 감소, 저밀도 콜레스테롤의 감소, 고밀도 콜레스테롤의 증가 등으로 운동에 참여하지 않은 사람보다 심혈관계 질환의 위험률이 감소한다. 또한 장기간 근력운동을 실시할 경우 연령증가에 따른 근육 및 근 기능의 감소가 현저하게 낮다는 결과 등 이를 증명하는 많은 연구 결과들이 발표되었다.

　그러나 모든 체력요소가 건강과 밀접한 관계를 가지고 있는 것은 아니다. 운동선수들이 우수한 경기력을 발휘하기 위해 요구되는 체력요소가 종목에 따라 차이가 있는 것처럼 근력, 근지구력, 심폐지구력, 평형성, 유연성 등의 체력요소가 건강과 밀접한 관계를 가지고 있다. 최근 체력의 의미가 건강 체력적인 요소가 강조되어 그 영역이 확장된다 하여도 체력은 건강을 위한 필요조건이지 충족조건이라고 할 수는 없다. 따라서 건강을 위해 강조되는 체력요인은 5가지로 축약할 수 있다.

건강체력요인

① **근력(muscular strength)**　② **근지구력(muscular endurance)**
③ **유연성(flexibility)**　④ **심폐지구력(cardiorespiratory endurance)**
⑤ **신체조성(body composition)**

Ⅲ. 운동과 노화 및 스트레스

1. 노화

1) 노화의 정의

　노화란 나이가 들면서 모든 신체활동과 기능이 줄어들면서 생기는 자연스러운 현상이다. 대표적인 증상으로는 세포의 회복능력이 저하되고 정상 기능이 점차 감소하게 되어 피부에 주름이 많아지는 현상과, 폐활량의 감소, 근육량의 감소, 뼈밀도의 감소, 운동 능력 감소 등의 현상이 발생하는 과정이다.

　나이가 들면서 누구나 노화를 경험하게 되지만, 개인에 따라 노화의 진행 속도에는 차이가 크다. 이런 개인차는 완전히 밝혀진 바는 없지만 성장호로몬을 비롯한 여러 종류의 호르몬 감소와 밀접한 관계가 있는 것으로 밝혀졌다. 그리고 유전적 요인, 생활습관(음주, 흡연, 식생활습관, 노동의 형태 등), 운동 부족, 외부환경 변화, 질병 등이 복합적으로 관련이 되어 있다.

　노화를 막기 위해서는 "노화가 무엇인지", "우리는 각 개인이 어떤 이유로 노화를 경험하고, 그 노화가 급속도로 진행되고 있는지에 대한 원인"에 대해 이해함은 물론 그에 대한 대응책을 마련해야 할 것이다.

2) 노화에 따른 신체의 증상

(1) 예비력(豫備力) 저하
　신체의 운동능력이나 위기 대처 능력에 있어, 각 개인이 발휘할 수 있는 최대 능력과 일상생활에서 요구되는 능력간의 잉여적 차이를 예비력이라고 한다.

　노화가 진행되고 신체적 기능이 저하되면 당연한 결과로 예비력의 저하가 초래된다. 이러한 예비력의 저하는 일상생활에서 발생하는 다양한 대처 상황에 적절히 대응하지 못하도록 만들며, 평소 수행이 가능했던 신체적 활동 능력을 저하시킨다. 이러한 위기 대처능력이 저하되면 빙판이나 계단 등에서 신체균형을 상실하고 넘어지는 일이 잦아지게 된다.

(2) 예방반응(豫防反應)의 저하

노화가 진행되면, 외부 바이러스의 침입에 대한 신체 면역 능력 및 저항능력이 저하되어 원활한 면역 반응이 수행되지 못하게 되며 이에 따라 감기 증상과 같은 바이러스성 질병의 경험이 증가하며, 감염질환을 경험하게 되는 경우 심각한 상황에 처할 위험이 증가하게 된다.

(3) 회복능력(回復能力)의 저하

인체는 외상 등에 대한 자연 회복능력을 가지고 있다. 그러나 노화가 진행되면 이러한 자연 회복 능력이 저하되어 상처가 쉽게 낫지 않으며, 회복을 위해서는 이전보다 오랜 시간이 필요하게 된다.

(4) 적응능력(適應能力)의 저하

인간은 환경으로부터 끊임없는 적응을 요구받고 또 거기에 적응하며 살아간다.

노화가 진행되면 평소 잘 적응할 수 있었던 환경의 변화에 대한 적응력도 저하되게 된다.

예를 들어 온도의 변화에 대한 적응 능력이 저하되어 감기에 걸리기 쉬우며, 이 밖에 소음, 이사, 갈등 등과 같은 환경적 스트레스에 대한 적응에도 어려움을 경험하게 된다.

3) 중력에 따른 신체 중심의 이동 변화

신체는 신체의 정중선(정중시상면), 전후면(관상면), 상하면(수평면)을 중심으로 중력에 의한 저항력을 지니고 있으며, 그 저항력에는 각각의 차이가 있다. 또한, 개인별로

도 개인의 체력과 유전적 성향 등 여러 가지의 이유에 따라 같은 부위임에도 불구하고 큰 차이를 보이며, 나이가 들면서 노화의 과정에 부위별 저항력은 변화를 보이게 된다.

  일반적으로 20대의 젊은 사람의 경우 정중선을 중심으로 팔꿈치를 중심으로 어깨 사이에 있는 상완골을 중심으로 견관절이 중력에 의해 가장 많은 저항력을 발휘하는 부위가 되지만, 점차 나이가 들면서 약 30대의 경우 가슴을 반으로 나누어 한쪽 몸통을 다시 반으로 나눈 지점(시상면)에 가장 많은 저항력이 생겨 어깨에 통증을 발휘하게 된다. 또한, 40대로 진행이 되면서 서서히 척추와 근접하고 있는 근육들에 긴장도가 높아지게 된다. 심한 경우 좌우에 주어지는 중력의 부하가 한쪽으로 비중이 커지게 되면서 좌우 균형이 생기게 되는 경우도 있다. 좌우 균형이 발생해도 처음에는 척추 주위 근육에 의해 좌우 균형을 유지해 줄 수 있지만, 척추 주위의 근육이 약해지면서 좌우 균형은 오래된 건물이 쓰러지는 것처럼 천천히 원래의 체형에서 기울기 심해지고, 그에 따른 통증이 발생하게 된다.

  수평면을 중심으로 본다면, 10대에는 목과 어깨의 통증을 느끼는 경우는 그리 많지 않다. 하지만, 20대 후반에서부터 30대 초반 장시간 책상에 앉아 있거나 컴퓨터로 작업을 할 경우 목과 어깨에 피로함에 통증을 느끼는 경우가 발생하게 된다. 하지만 이에 대한 관리가 적절히 이루어지지 않으면, 이러한 정상은 30대 후반에서 40대 초반을 시점으로 목과 어깨를 지나 여자들의 브래지어 라인이 있는 부위에 통증이 발생하고, 서서히 등이 뒤로 튀어나오는 변화가 발생하면서 목에서 등까지의 통증이 동시에 발생하게 된다. 40대 후반을 지나 50대에 접어들게 되면서 근육과 힘줄, 관절수용체들은 급속도로 기능이 감퇴되기 때문에 허리와 더불어 골반, 무릎 등에 통증을 일으키게 되면 60대 이후부터 발목에 가장 많은 체중이 전달하게 되어 활동량의 부족이 더해져 신체의 모든 기능은 극도로 약해지면서 노화는 극심하게 된다.

2. 스트레스

1) 스트레스의 정의

스트레스의 용어는 캐나다의 내분비학자 H.셀리에 의해 처음으로 소개된 것으로 해로운 인자나 자극을 스트레스(stressor)라 하고, 이때의 긴장상태를 스트레스라고 하였다. 그는 자극이나 해로운 인자에 의해 발생되는 스트레스가 일어나는 단계를 3단계로 나누고 이 증후군을 일반적응증후군이라고 하였다. 1단계는 경고반응기로 생체가 자극에 대해 적극적으로 저항을 나타내는 시기로 1~48시간 안에 반응이 나타난다. 처음에는 체온 및 혈압 저하, 저혈당, 혈액농축 등의 쇼크가 나타나고 다음에는 그것에 대한 저항이 나타난다. 2단계는 저항기로 경고반응기를 지나고도 계속 자극에 노출되면 저항기로 이행된다. 자극에 대한 저항이 가장 강한 시기이다. 그러나 다른 종류의 자극에 대해서는 저항력이 약화된다. 3단계는 피폐기로 자극에 대한 저항력이 떨어져 생체에 여러 증상이 나타난 극도로 심한 피로, 고통 등을 동반하거나 심하면 사망하게 되는 단계이다.

2) 스트레스의 원인

스트레스의 원인을 자극 또는 유발인자(trigger)라고 하는데 그 원인은 외적 원인과 내적 원인으로 나눌 수 있는데, 대부분 자기 자신에 의한 내적 원인에 기인한다. 외적 원인은 소음, 강력한 빛·열, 한정된 공간과 같은 물리적 환경, 무례함, 타인과의 격돌과 같은 사회적 관계, 규칙·규정·형식과 같은 조직사회, 친인척의 죽음, 직업상실, 승진과 같은 생활의 큰 사건, 통근 등 일상의 복잡한 일 등이 있다. 내적 원인은 카페인, 불충분한 잠, 과중한 스케줄과 같은 생활양식의 선택, 비관적인 생각, 자신 혹평, 과도한 분석과 같은 부정적인 생각, 비현실적인 기대, 독선적인 소유, 과장되고 경직된 사고와 같은 마음의 올가미, A형·완벽주의자·일벌레 등 스트레스가 잘 생길 수 있는 개인특성 등이 있다.

3) 스트레스에 따른 신체의 증상

일반적인 증상은 다양하지만 4가지 범주로 나눌 수 있다.

(1) 신체적 증상

피로·두통·불면증·근육통이나 경직(특히 목, 어깨, 허리), 심계항진(맥박이 빠름), 흉부통증, 복부통증, 구토, 전율, 사지냉감, 안면홍조, 땀, 자주 감기에 걸리는 증상이 나타난다.

(2) 정신적 증상

집중력이나 기억력 감소, 우유부단, 마음이 텅빈 느낌, 혼동이 오고 유머감각이 없어진다.

(3) 감정적 증상

불안, 신경과민, 우울증, 분노, 좌절감, 근심, 걱정, 불안, 성급함, 인내부족 등의 증상이 나타난다.

(4) 행동적 증상

초조함, 손톱 깨물기, 발 떨기 등의 신경질적인 습관, 먹는 것, 마시는 것, 흡연, 울거나 욕설, 비난이나 물건을 던지거나 때리는 행동이 증가한다.

4) 스트레스(자극) 긍정적 효과

스트레스는 무조건 건강에 좋지 않은 영향만 끼치는 것이 아니다. 적당하면 오히려 신체와 정신에 활력을 주는 것으로 알려져 있다. 그러나 내·외적 자극에 대해 한 개인이 감당할 능력이 약화되거나, 이러한 상태에 장기간 반복적으로 노출되면 스트레스는 만성화되어 정서적으로 불안과 갈등을 일으키고, 자율신경계의 지속적인 긴장을 초래하여 정신적·신체적인 기능장애나 질병을 유발시킨다.

스트레스는 어느 한 시기에만 나타나는 것이 아니라 인간의 전 생애에 걸쳐 나타난다. 특히 중년기에는 심장병, 위궤양, 고혈압, 당뇨병 등 성인병의 원인으로 작용하고, 노년기에는 신경증, 심신증 등을 초래해서 우울하게 만든다. 그러나 어느 누구든지 스트레스를 피해서 살 수 없으므로, 자신의 역할을 감당해 내기 위해서는 적당히 스트레스에 익숙해지도록 노력해야 하고 여기에 적응해야 한다.

스트레스로 인한 심신의 질환을 예방하려면 다음과 같은 노력이 필요하다.
① 규칙적인 생활과 건전한 생활리듬을 유지한다.
② 자기 분수에 맞는 취미 생활, 오락, 스포츠 등으로 심신의 스트레스를 해소한다.
③ 원만한 인격으로 보다 적극적인 대인 관계를 갖는다.
④ 주인의식을 갖고 즐겁게 충실하려는 노력과 습관을 갖는다.
⑤ 필요한 경우에는 정신과 의사를 찾아 상담하고 지도를 받는 것도 도움이 된다.

5) 뇌가 받는 78%의 스트레스

스트레스는 외적, 내적 원인에 의해 결정된다. 그중에서도 우리는 하루 일과를 통해 노동을 하거나 휴식을 취하거나 개인별로 다소의 차이가 있지만 매일 이유 없이 자극이 주어져 몸에서는 피로라는 스트레스의 결정체를 남기게 된다. 물론 신체가 노화가 심해져 가고 있는 경우라면 피로의 결정체는 더 클 것이다. 이러한 피로와 더불어 발생되는 다양한 스트레스의 증상들을 위해 뇌를 비롯한 각 기관들은 엄청나게 많은 일들을 신속히 해결하느라 분주히 지금도 움직이고 있다.

이러한 여러 가지 자극들 중에서도 지구 대기권에 존재하는 중력의 힘을 외면

할 수 없다. 상기에 거론했던 스트레스에 의한 증상들 중 눈의 피로, 목과 어깨의 결림, 근육의 긴장, 허리의 통증, 무릎과 발목의 통증 등은 우리 인체에 흐르고 있는 힘이 모두 아래로 향하고 있기 때문이라는 점이다. 바로 그 원인은 중력의 힘이라고 말할 수 있다. 노화의 의미를 다시 말하면, 중력에 저항하는 힘을 일어가는 과정이라 할 수 있겠다. 하루 일과를 보낸 후 나타나는 피로가 이전 10년 전에 비해 시간적으로 빠르게 또는 자주 발생하거나 회복도 늦어졌다고 느낀다면 그것은 현재의 신체 적응력이 현저히 약해졌다는 것이며, 이는 중력에 저항할 수 있는 신체의 조건이 약해졌다고 것이다.

뇌는 자체의 기억을 저장하고 조합하는 일을 하고 있다고 알려져 있지만 뇌는 신체 모든 부분의 조건을 최상으로 유지하기 위해 관리하는 시스템이라고도 할 수 있다. 신체의 현 상태가 열악하거나 순환이 잘 이루어지지 않는 곳이 있거나 근육과 관절, 뼈 등의 견고성과 탄력성이 떨어지게 되면 평상시 신체를 위해서는 약 78%이상의 능력을 발휘해야만 할 것이다. 따라서 신체에 과중한 뇌 에너지가 소비된다면 정신적 스트레스를 감당해 할 뇌 에너지가 부족함에 따라 그 피로는 바로 심리적 스트레스로 연결되어 뇌 자체에 엄청난 문제를 야기시키게 된다.

따라서 신체는 적당한 자극(긍정적 자극)을 끊임없이 유지시켜 주어야만 한다. 신체가 약 40분 이상 동일한 자세로 똑같은 일을 할 경우 뇌는 엄청난 스트레스를 받는다고 한다. 최소한 60분을 기준으로 뇌의 긴장을 낮추고, 신체의 중력을 감소시킬 수 있는 자극을 주어야만 한다. 신체에 긍정적 자극을 유지할 경우 인체는 반응을 경험하게 되는데 자극 호르몬인 아드레날린이나 다른 호르몬이 혈중 내로 분비되어 우리 몸을 보호하려고 하는 반응 즉, 위험에 대처해 싸우거나 그 상황을 피할 수 있는 힘과 에너지를 제공하게 된다.

스트레스 반응에 대한 신체의 변화는 다음과 같다.

① 근육, 뇌, 심장에 더 많은 혈액을 보낼 수 있도록 맥박과 혈압의 증가가 나타난다.
② 더 많은 산소를 얻기 위해 호흡이 빨라진다.
③ 행동을 할 준비 때문에 근육이 긴장한다.

④ 상황 판단과 빠른 행동을 위해 정신이 더 명료해지고 감각기관이 더 예민해진다.

⑤ 위험을 대비한 중요한 장기인 뇌·심장·근육으로 가는 혈류가 증가한다.

⑥ 위험한 시기에 혈액이 가장 적게 요구되는 곳인 피부·소화기관·신장·간으로 가는 혈류는 감소한다.

⑦ 추가 에너지를 위해서 혈액 중에 있는 당·지방·콜레스테롤의 양이 증가한다.

⑧ 외상을 입었을 때 출혈을 방지하기 위해 혈소판이나 혈액응고인자가 증가한다.

3. 노화스트레스 해소를 위한 손발 자극법

중력은 지구상의 물체만 땅으로 잡아 당기는 것이 아니라 우리 인체를 매일 매일 지속적으로 땅 바닥의 방향으로 잡아 당기며 괴롭히고 있다. 이러한 자극에 의해 나타나는 인체의 반응은 심박수로 쉽게 이해할 수 있다. 누워 있는 상태, 앉아 있는 상태, 서 있는 상태의 심박수는 각각 차이가 있으며, 서 있는 경우가 가장 높은 심박수를 보인다. 이는 땅 바닥과 신체가 멀어질수록 중력의 힘은 크게 작용함으로 신체의 에너지소비율이 높아지고 이에 따라 피로가 많아진다.

하지만, 우리가 중요하게 인식해야 부분은 움직이는 동작보다 서 있거나 가만히 앉아 오랜 시간 동안 유지하고 있을 때 신체의 내압이 가장 높아지고, 관절이 고정되어 근육의 움직임이 제한될 때 인체는 가장 많은 스트레스를 받게 되어 피로는 물론 이것이 장기간 유지될 경우 습관적 경련 또는 근막통증증후군이라는 통증을 유발하여 인체에 고통을 가하게 된다.

따라서, 아래의 내용은 인체가 움직임의 제한을 받아 쉽게 피로해 질수 있고, 대부분의 사람들이 통증을 호소하는 근관절계통의 통증을 유발하는 부위를 중심으로 자극을 유지하여 인체의 재활을 도모할 수 방법을 습득하고자 한다.

Ⅳ. 운동건강과 수명

1. 인간의 수명

인간 수명을 120세~125세까지 가능하다고 일부 의학자들은 말하고 있다. 실제로 덴마크의 트라젠벨크는 140세까지 살았으며, 코카서스 지방의 시라이 무수리모프는 167세(1964년 9월 22일에 사망)까지 살았다고 한다. 또한 일본인 이즈미사레지오도 120세(1986년 사망)까지 생존하였다. 이와 같은 인간이 천수를 다하고 노쇠에 의하여 자연사 할 경우 120세 이상 살 수 있다는 것을 분명히 가능할 것이다.

소련의 의학자이며, 인간 수명을 연구하는 '보고모레테스'는 '생물은 성숙기가 빠를수록 일찍 사망하고, 수명은 병으로 죽지 않을 경우 성장기의 5~6배 정도 길어진다' 라고 발표하였다.

장수학 권위자인 일본의 '모리시다게이찌'는 인간은 원래 자연식을 했던 곡채식 동물이었으나, 자연의 섭리를 거역한 섭생 때문에 체질이 산성화되어 결과적으로 산독증에 걸려 천수를 다하지 못하고 있다고 주장하였다.

특히, 그는 인간의 생명 단축 원인을 다음과 같이 분석하였다.

① 환경공해 오염과 각종 가공식품의 공해로 20년 단축
② 임신중 영양부족과 태내 공해로 10년 단축
③ 흡연으로 10년 단축
④ 과음 과식으로 10년 단축
⑤ 불안, 초조 등 각종 스트레스로 10년 단축
⑥ 운동부족으로 10년 단축 등

위의 단축년도를 합치면 도합 80년을 인간 스스로의 잘못으로 수명을 단축하고 있다는 말하고 있다.

2. 장수촌과 장수음식

　전 세계 장수촌으로 유명한 파키스탄의 훈자왕국, 남미의 빌카밤바, 소련의 코카서스 지방에 살고 있는 장수인들의 건강 비결은 한결같이 공기가 맑은 좋은 환경 속에서 체온을 차게 하는 생활을 했다고 밝혀졌다.
　이와 관련한 연구중에서 미국에서 다람쥐를 보통 체온 이하로 떨어뜨린 상태에서 양육한 결과, 보통 체온 이상의 상태에서 양육한 다람쥐보다 무려 17%의 생명 연장을 보였기도 했다고 한다.
　머리를 차게 한다는 것은 곧 장수와 직결된다. 머리를 덥게 하면 자연히 두뇌의 기능이 저하되고, 두뇌 기능의 저하는 결과적으로 생명의 단축을 초래한다. 속설에 천재가 단명한다는 말도 있지만, 이는 사실과 다르다. 지금까지 조사한 결과에 의하면 세계적으로나 역사적으로 우수한 두뇌를 가졌던 인물들은 거의가 장수했다고 볼 수 있다.
　장수촌 사람들의 또 하나의 특징은 100세가 되어도 평균 혈압이 보통 건강인의 60세 전후에 지나지 않았다는 것이다. 즉 혈압을 적정치 유지하는 것이 장수의 지름길이다. 그리고 장수촌 사람들은 거의가 잔병을 앓지 않았다. 잔병이란 결국 신체를 좀먹는 독약과 같은 것이다. 통계에 의하면 100세 이상의 장수인은 1만명 중에서 2명꼴로 나타나는 것으로 되어 있다.
　일반적으로 장수 집안에서 태어나 장수할 수 있는 선천적인 소질을 갖는 것을 기본으로 하고, 거기에다 환경이 좋아 각종 질병이나 암에 걸리지만 않으면 거의가 장수하는 것으로 나타나있다.
　장수인들은 일반적으로 성적인 정력면에서도 강했다. 100세 이상의 장수인들은 음식의 섭취면에서 볼 때 야채와 물고기 관련 음식이 많았다. 이는 인간이 원래 바다에서부터 나왔다는 말도 있지만, 확실히 바다 음식은 인간의 건강 장수에 필수불가결한 요인인 것만은 틀림없다.
　해안 지대에 장수자들이 많은 것도 결국 그런 이유 때문일 것이다. 바다 식품은 확실히 건강의 보고인 것이다.
　2차 대전 당시 많은 나라에서 장수인들이 많이 나왔다. 전쟁시에는 먹은 것도

별로 충분지 않았는데, 왜 사람들은 건강하고 장수했을까? 거기에는 숨겨진 비밀이 있었다. 균형 잡힌 저칼로리의 식사를 했기 때문이다. 현대인의 병은 못 먹어서 생기는 것이 아니라, 너무 과식해서 생기는 병들이다. 그러나 전시에는 고기보다는 값이 싼 야채를 많이 먹었던 것이다.

또한 장수촌 사람들은 계란을 좋아하여, 매일 한 개씩의 계란을 먹고 있었다고 한다. 계란은 핵산 식품으로서 세포를 젊게 하는 역할을 한다. 흔히 계란을 많이 먹으면 안된다느니, 하루에 3개 이상 먹으면 안좋다는 말을 하고 있지만, 사실과는 다르다.

장수인들은 바다 식품과 야채를 많이 먹는 경향이 있었다. 야채로는 홍당무, 호박, 시금치, 무 등 녹황색 채소가 많았다.

그러나 소금의 섭취에 있어서는 장수촌마다 약간씩 달랐다. 대부분의 장수인들은 싱겁게 먹었지만, 모두가 그렇지는 않았다. 일본의 노인복지개발 센터에서 조사한 바에 의하면 장년기에 들어 짠 것을 좋아했던 사람은 50%였고, 오히려 싱거운 것을 좋아했던 사람은 40%였다. 자연 소금에는 항암역할을 하는 마그네슘이 들어 있기 때문에 소금 자체만으로는 건강에 무조건 나쁘다고는 볼 수 없다. 특히 소금은 사람의 피를 맑게 하는 역할을 하기 때문에 어느 의미에서는 질병예방의 구실도 하고 있기 때문이다. 일반적으로 싱거운 것을 좋아하는 사람은 자기의 몸자체가 과다한 염분을 필요로 하지 않기 때문에 싱거운 것을 좋아한다고 봐야 한다.

술은 적당히 먹으면 약이고 과음하면 병이 된다. 노인들의 경우, 적당한 술은 혈액순환을 돕기 때문에 그리 나쁘지만은 않다.

3. 장수촌의 공통점과 장수비법

장수촌의 공통점은 다음과 같다.
① 주위에 산이 둘러 싸여 있는 고원분지가 많다.

② 장수자들은 열심히 일하고 규칙적인 생활과 충분한 휴식을 취하는 사람들이 많았다.
③ 주식은 정제하지 않는 잡곡이었다. 정제하지 않았기 때문에 비타민이나 다른 영향소가 파괴되지 않은 것들이었다. 단백질도 파괴되지 않았다. 날 음식을 먹는 경향이 많았다.
④ 음식은 절대 배불리 먹지 않았다. 소식을 하면서 채소, 과일을 엄청나게 많이 먹었다.
⑤ 물은 아직 확실한 성분을 검토하진 않았으나 칼슘과 철분이 많은 미네랄 물임에는 틀림없었다.
⑦ 장수자들은 거의가 마음의 평화를 갖고 열심히 일하는 사람들이었다. 한마디로 말해서 삶의 보람을 찾고 있는 사람들이었다.

장수의 비법은 절대적인 것이 없지만, 많은 사람들은 오래 살고 싶어하고 장수의 비법을 찾아서 천수를 누리는 것을 가장 큰 복으로 생각하고 있다.

장수지역으로 유명한 그루지아, 빌카밤바, 훈자왕국에 생존하는 장수자들의 생활양식과 여러 학자들의 견해를 종합해 보면, 100세 이상 장수하는 것은 가능하면 그것은 오로지 인간의 의지와 노력에 달린 것이다. 결과적으로 인생 100세 시대는 본인의 노력 여부에 달려있다.

유전적인 조건과 지리적 조건, 기후 조건을 고려하지 않은 상태에서의 장수비법은 대체로 다음과 같다.
① 건전한 생활습관을 가져야 한다. 여성이 남성보다 6년~7년 더 오래 사는 이유가 일반적으로 규칙적인 생활을 하고, 과로하지 않는 생활습관에서 찾고 있다.
② 운동을 꾸준히 해야 한다. 인간 기계는 적당히 사용하면 증대/강화되지만, 사용하지 않으면 급격히 쇠약해진다. 하지만 근육을 너무 혹사하는 것도 좋지 않다. 따라서 적당한 부하로 운동을 하되 지속적으로 해야 된다.

③ 장수하려면 고른 영양을 섭취하여야 한다. 요즈음에는 가공식품을 즐겨 먹는 관계로 비타민, 무기질 같은 주요 영양소의 결핍이 초래되고 있을 뿐만 아니라 조미료와 색소를 첨가하여 미각을 돋구어 과식을 유발시키고 있다. 주요 영양소의 결핍과 과식은 노화색소인 Lipofuscin의 생성을 촉진시켜 노화를 촉진한다.
④ 사고 및 잔병 예방에도 주의를 기울여야 한다. 작업이나 등산 등의 위험이 따르는 일을 할 때에는 반드시 안전대책을 강구해야 한다.
⑤ 담배를 피우지 말아야 한다. 담배는 백해무익하다. 담배 한 대는 3분~4분의 생명을 단축시킨다고 하며 폐암과 기관지염의 주범으로 알려져 있다.
⑥ 마음이 평온해야 한다. 노화의 속도는 영양이나 운동과 관계가 있으나 마음과도 깊은 관계를 가지고 있다. 마음이 불안과 공포에 쌓여 있으면 면역체계를 약화시켜 노화가 촉진된다고 한다.

4. 장수를 위한 생활속 행동수칙

1) 밥공기를 2/3 크기로 줄여라.

2) 식탁에서 3백(白)을 줄여라.

3) 세 끼 비율은 3:4:3으로 구성해라.

4) 하루에 2리터 이상 물을 마셔라.

5) 색깔 짙은 채소와 과일을 많이 먹어라.

6) 하루 두 잔의 차가 심장병을 예방한다.

7) 하루 우유 세 컵이 골다공증을 막는다.

8) 매주 두 끼 이상 등푸른 생선을 먹어라.

9) 하루에 당근 반 토막씩 먹어라.

10) 음식물 오래 씹으면 머리가 좋아진다.

11) 다리가 바빠야 오래 산다.

12) 혈관이 튼튼해야 장수한다.

13) 뼈가 튼튼해지는 식사법, 칼슘은 늘리고 인은 줄여라.

14) 척추는 S자, 목뼈는 C자를 유지하라.

15) 산을 오를 때는 심장, 내려올 때는 무릎을 조심하라.

16) 환갑이 넘어도 근력운동을 하라.

17) 생체리듬에 따라 살아라.

18) 신데렐라 수면습관을 가져라.

19) 최고·최저혈압 차이를 관리하라.

20) 100세 장수를 위해 먼저 당뇨를 막아라.

21) 묘약 찾지 말고 해로운 약을 피하라.

22) 몸속 노폐물을 청소하라.

23) 반신욕으로 몸의 냉기를 쫓아내라.

24) 거북이와 고래처럼 살아라.

25) 가슴보다 배로 숨쉬어라.

26) 즉흥적이고 조급한 성격이 암에 잘 걸린다.

27) 낙천적인 사람이 질병에 강하다.

28) 스트레스를 분산시켜라.

29) 남을 위해 봉사하면 면역물질 솟는다.

30) 젊은이와 어울리면 두뇌가 젊어진다.

31) 부부금실이 좋아야 질병에 강하다.

32) 대화와 소통을 하라.

에듀컨텐츠·휴피아

운동심리, 운동학습과 건강

2024년 12월 25일 초판 1쇄 인쇄
2024년 12월 31일 초판 1쇄 발행

| 저　　자 | 오 주 훈 지음 |

발 행 처	도서출판 에듀컨텐츠휴피아
발 행 인	李 相 烈
등록번호	제2017-000042호 (2002년 1월 9일 신고등록)
주　　소	서울 광진구 자양로 28길 98, 동양빌딩
전　　화	(02) 443-6366
팩　　스	(02) 443-6376
e-mail	iknowledge@naver.com
web	http://cafe.naver.com/eduhuepia
만든사람들	기획・김수아 / 책임편집・이진훈 정민경 하지수 황수정
	디자인・유충현 / 영업・이순우

ISBN　　978-89-6356-497-5 (13510)
정　가　　16,000원

ⓒ 2024, 오주훈, 도서출판 에듀컨텐츠휴피아

> 이 책은 저작권법에 따라 보호받는 저작물이므로 무단전재와 무단복제를 금지하며, 책 내용의 전부 또는 일부를 이용하려면 반드시 저작권자 및 도서출판 에듀컨텐츠휴피아의 서면 동의를 받아야 합니다.